吗啡与肿瘤转移
Morphine and Metastasis

基础研究和临床试验

主编　Marie-Odile Parat

主审　徐建国　段满林

主译　夏　明

译者（按姓氏笔画排序）

万欣欣　徐州医科大学麻醉学院、徐州医科大学附属医院麻醉科
马兴对　徐州市立医院麻醉科
邬冬云　徐州医科大学麻醉学院、徐州医科大学附属医院麻醉科
刘　苏　徐州医科大学麻醉学院、徐州医科大学附属医院麻醉科
许彦劼　徐州医科大学临床医学系
张　萌　徐州医科大学麻醉学院、徐州医科大学附属医院麻醉科
段满林　南京军区南京总医院麻醉科
袁林芳　徐州医科大学麻醉学院、徐州医科大学附属医院麻醉科
夏　明　徐州医科大学麻醉学院、徐州医科大学附属医院麻醉科
顾天楚　徐州医科大学麻醉学院、徐州医科大学附属医院麻醉科
徐月丹　徐州医科大学麻醉学院、徐州医科大学附属医院麻醉科
徐建国　南京军区南京总医院麻醉科
姬宁宁　徐州医科大学麻醉学院、徐州医科大学附属医院麻醉科
潘　鑫　徐州医科大学麻醉学院、徐州医科大学附属医院麻醉科

U0384751

人民卫生出版社

Translation from the English edition:
Morphine and Metastasis, by Marie−Odile Parat
© Springer Science+Business Media Dordrecht 2013
Springer Science+Business Media Dordrecht is a part of Springer Science+
Business Media
All Rights Reserved.

图书在版编目（CIP）数据

吗啡与肿瘤转移：基础研究和临床试验 /（澳）玛丽 – 奥迪尔·帕拉（Marie−Odile Parat）主编；夏明主译 . —北京：人民卫生出版社，2017
　　ISBN 978-7-117-25543-1

　　Ⅰ. ①吗…　　Ⅱ. ①玛… ②夏…　　Ⅲ. ①吗啡 - 作用 - 肿瘤转移 - 研究　　Ⅳ. ①R73–37

中国版本图书馆 CIP 数据核字（2017）第 285318 号

人卫智网	www.ipmph.com	医学教育、学术、考试、健康，购书智慧智能综合服务平台
人卫官网	www.pmph.com	人卫官方资讯发布平台

吗啡与肿瘤转移
基础研究和临床试验

主　　译：夏　明
出版发行：人民卫生出版社（中继线 010-59780011）
地　　址：北京市朝阳区潘家园南里 19 号
邮　　编：100021
E - mail：pmph @ pmph.com
购书热线：010-59787592　010-59787584　010-65264830
印　　刷：北京画中画印刷有限公司
经　　销：新华书店
开　　本：710×1000　1/16　印张：9
字　　数：166 千字
版　　次：2017 年 12 月第 1 版　2017 年 12 月第 1 版第 1 次印刷
标准书号：ISBN 978-7-117-25543-1/R · 25544
定　　价：70.00 元

打击盗版举报电话：010-59787491　E-mail：WQ @ pmph.com
（凡属印装质量问题请与本社市场营销中心联系退换）

主译简介

夏　明,男,1980年1月生,研究生学历,博士学位,博士后。1998年9月入伍,2002年6月入党。本科、硕士、博士分别毕业于国家重点大学、211工程大学、双一流建设大学——第二军医大学和第四军医大学。先后师从国际著名麻醉学专家熊利泽教授和徐建国教授。2003年7月起在中国人民解放军南京军区南京总医院麻醉科历任住院军医(2003年)、主治军医(2008年),2016年以技术9级(副团级)、文职五级(中校军衔)转业地方工作,被徐州医科大学人才引进至其麻醉学国家重点学科培育点任副教授,从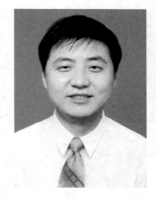事麻醉学临床、科研和教学工作。目前以第一作者和通讯作者发表SCI等科技论文50余篇;主持、参与国家自然科学基金3项,中国博士后基金面上项目1项,江苏省博士后资助计划1项,市厅级课题5项;申请国家发明专利、实用新型专利及软件著作权40余项,已获得授权30余项。研究方向:麻醉药物和方法对肿瘤转移复发影响的基础和临床研究。现为中国抗癌协会肿瘤麻醉与镇痛分会江苏省首届青年委员;担任多篇SCI期刊及北大核心期刊审稿专家。

译者序

　　健康梦是中国梦的最重要组成部分，是实现中华民族伟大复兴的基石。伴随着老龄化加剧、生态环境遭受破坏、不健康生活方式及食品安全问题凸现，我国肿瘤发病率多年持续上升，已成为一个必须高度重视的公共健康问题乃至社会问题，中国亟须向肿瘤宣战。然而目前临床实践中对于肿瘤病人与非肿瘤病人所采取的麻醉方式和镇痛药物尚未区别化处理，以吗啡为代表的阿片类药物依然是肿瘤患者临床麻醉和癌痛治疗的主要药物，吗啡与肿瘤转移的关系仍需深入研究。《吗啡与肿瘤转移》一书的引入与翻译无疑是非常及时而富有意义的。我们很荣幸能够参与到这一工作中，为肿瘤麻醉与镇痛在中国的基础研究与临床转化贡献自己的绵薄之力。

　　据我们所知，《吗啡与肿瘤转移》是国际上第一本系统阐述阿片类药物与肿瘤转移关系的书籍。本书言简意赅，实例丰富，我们相信，无论是麻醉科、疼痛科、肿瘤科和姑息医学科的临床医生，还是从事阿片类药物和肿瘤基础研究的科技工作者，他们都能从本书中找到自己想要的知识。本书 2013 年出版之际笔者即有幸阅读，并有意将其翻译中文以飨国内更多读者，无奈由于当时所处环境不允，苦于无法付诸实施。直至 2016 年终，承蒙徐州医科大学党委书记吴永平教授、党委副书记季红教授和副校长兼附属医院院长徐开林教授在科研方面给予的大力支持，历经南京军区总医院麻醉科徐建国教授、段满林教授和徐州医科大学麻醉学国家重点学科培育点张咏梅教授的悉心指导，集翻译团队全体同志的不懈努力，历经一载春秋，此译著终将付梓。再次深表感恩！在翻译过程中，我们力求正确贴切，但限于水平和时间限制，疏漏和错误之处在所难免，敬请批评指正。

　　不忘初心，砥砺奋斗；幸甚至哉，书以咏志！

夏　明

丁酉中秋于金陵

目　录

第一章
吗啡与肿瘤转移：从实验室到临床

Marie-Odile Parat

摘　要　吗啡等阿片类药物可以调节肿瘤生长和转移的可能性已经研究了很多年。近来，许多临床研究试图证明限制吗啡的围术期使用是否对癌症手术患者有益。此外，实验室以及临床前和临床研究中已经产生了许多令人兴奋的新数据，这些数据间接地揭示了阿片类物质对癌症的影响。该领域的未来研究方向可能包括内源性吗啡在肿瘤生物学中的作用，阿片类 μ 受体的遗传多态性与癌症存活有关的新发现，micro RNA 在阿片受体调节和信号传导中的作用以及外周阿片受体拮抗剂的潜在作用。

关键词　癌症·内源性吗啡·免疫抑制·甲基纳曲酮·micro RNA·吗啡葡糖苷酸·阿片受体拮抗剂·阿片受体·疼痛管理·多态性·手术·耐受性·肿瘤微环境·戒断

缩写词

MOR	μ 阿片受体
bFGF	碱性成纤维细胞生长因子
CABG	冠状动脉旁路移植术
EGFR	表皮生长因子受体
MiRNAs	微核糖核酸
M3G	吗啡 –3– 葡糖苷酸
M6G	吗啡 –6– 葡糖苷酸
MD2	髓样分化蛋白 –2
NO	一氧化氮
NOS	一氧化氮合酶

NOP　　　　孤啡肽受体
PDGFRβ　　血小板衍生生长因子 β 受体
RT–PCR　　逆转录酶聚合酶链反应
TLR4　　　 toll 样受体 4
UTR　　　　非编码区
VEGFR　　　血管内皮细胞生长因子受体
DOR　　　　δ 阿片受体
KOR　　　　κ 阿片受体

1.1　引言

　　目前,许多科学家和临床医生正在进行大量的研究工作,以确定阿片类物质,特别是吗啡影响肿瘤的生长和转移是否具有明显的临床意义:吗啡被用于癌症患者以缓解其疼痛,最常见的是作为实体瘤手术切除围术期疼痛管理方法的一部分。

　　研究表明吗啡和其他阿片类物质的种种效应取决于研究系统的复杂性:细胞、肿瘤及其微环境、整体。在细胞水平上,包括各种受体和信号传导途径,剂量反应,暴露时间和测试的阿片类物质。已经报道的阿片类物质对癌细胞的作用方面已经产生了一些差异,以及肿瘤生长中包括内皮细胞或免疫细胞在内的其他重要细胞类型(Afshariman 等,2011a)。动物研究已经检验了吗啡对在没有手术应激或开腹的情况下植入肿瘤细胞的小鼠的影响,结果再次出现矛盾(Afshariman 等,2011b)。很明显,在疼痛的背景下,吗啡潜在的促进肿瘤生长和转移分化作用被其镇痛作用所抵消 – 疼痛是促进肿瘤恶化的因素(Page 等,1993,1998,2001;Sasamura 等,2002)。鉴于小鼠和人之间吗啡代谢的差异,动物研究的结论外推到临床是不可靠的(Hoskin 等,1989;Kuo 等,1991)。最后,检验吗啡在非手术背景下对肿瘤生长或转移的影响的临床研究是不存在的,但最近一些回顾性研究和一项前瞻性试验已经验证了围术期麻醉和疼痛管理对手术的癌症患者癌症复发或转移的作用(Shilling 和 Tiouririne,2013;Popping 等,2013;Shanahan 等,2013)——围术期疼痛管理包括多种可变因素,其中之一是使用阿片类镇痛药。最终,阿片类物质对癌症生长、转移和手术后复发的影响的研究将有助于制定癌症患者阿片类药物使用指南。

1.2　吗啡和肿瘤生长及细胞水平的转移

除了通过中枢传导通路控制疼痛之外，阿片类物质可以在外周作用于可直接影响肿瘤生长或转移的细胞，特别是癌细胞、内皮细胞和免疫细胞。虽然主要归因于阿片类物质对 μ、κ、δ 等经典阿片受体（分别为 MOR、KOR、DOR）的作用，但是通过实验室药理拮抗剂或分子受体消融，阿片类物质对肿瘤或癌症相关细胞的部分作用使非阿片受体介导的这一假设并没有或者只是部分被推翻（Afsharimani 等，2011a）。在某些情况下，阿片类物质对非阿片类受体的直接作用已被确定。纳洛酮作为雌激素受体活性的拮抗剂，与 17β- 雌二醇竞争结合雌激素受体，在雌激素依赖性肿瘤中具有明显的治疗意义（Farooqui 等，2006；Johnson 等，2013）。在其他情况下，阿片类物质可以通过作用于阿片类物质受体，反式激活与癌症生长相关的生长因子受体：吗啡通过阿片类受体诱导表皮生长因子受体（EGFR）磷酸化，纳洛酮可以通过阿片类受体抑制 EGFR 的活化（Fujioka 等，2011）。阿片类受体还可以反激活血小板衍生生长因子受体 β（PDGFR β）（Chen 等，2006；Wang 等，2012d）和血管内皮生长因子受体（VEGFR）（Singleton 等，2006；Chen 等，2006），并且生长因子受体反式激活的下游信号传导和功能结果可被阿片受体拮抗剂抑制（Singleton 等，2006）。

其他受体可能与阿片类药物对肿瘤生长和转移的影响有关。已经表明吗啡通过巨噬细胞和内皮细胞中的组成型一氧化氮合酶（NOS）刺激一氧化氮（NO）释放——NO 是肿瘤微环境的重要参与者——并且认为是通过被命名为 μ3 的 MOR 的新型可变剪接体发生的（Stefano 等，1995；Cadet 等，2004）。通过结合和逆转录聚合酶链反应（RT-PCR）测定，该受体的表达在癌组织中得到了证实（Fimiani 等，1999）。此外，通过 TLR4 相关髓样分化蛋白 -2（MD2）与中枢神经系统内皮和小神经胶质细胞的结合，吗啡被指出能激活 Toll 样受体 4（TLR4）来刺激炎症的发生（Wang 等，2012c）。可以假设阿片类物质对肿瘤细胞（Hassan 等，2006；Molteni 等，2006；Tang 等，2010）或周围的内皮细胞或巨噬细胞 TRL4 的作用能同样地调节肿瘤微环境。因此，除了影响细胞反应如增殖、凋亡、转移和侵袭外，阿片类物质有可能调节血管生成（Gupta，2013）、炎症、血管完整性（Lennon 和 Singleton，2013）、免疫反应（Koodie 和 Roy，2013），从而决定肿瘤微环境。

关于阿片类物质在肿瘤微环境中的作用的信息很少 - 阿片类物质可能能够调节肿瘤内的癌症细胞和非癌细胞之间的串扰（Fuggetta 等，2005）。在一些肿瘤细胞系和肿瘤样本中，MOR 表达增加（Mathew 等，2011）。已经显示吗啡可以下调人单核细胞来源的巨噬细胞中的 β 成纤维细胞生长因子（βFGF）产生（Dave 和 Khalili，2010）。此外，由免疫细胞产生的在炎症部位产生镇痛作用的内源性阿片类物质（Cabot 等，1997），可能与肿瘤微环境中的免疫细胞相关，但这一理论在癌症特异性环境中尚未探索。

1.3   在动物水平

许多研究在验证阿片类药物对啮齿动物肿瘤模型的影响方面得出矛盾的结果，从促进肿瘤作用（Ishikawa 等，1993；Gupta 等，2002）到抑制肿瘤生长（Yeager 和 Colacchio，1991；Sasamura 等，2002；Koodie 等，2010）。小鼠研究需要考虑野生型小鼠品系之间 μ- 阿片受体基因的许多遗传变异与其对阿片类物质敏感性的差异相关（Shigeta 等，2008）。类似地，可以假设小鼠品系之间的遗传变异至少部分地解释了阿片类物质对不同研究组和已发表的研究之间的肿瘤生长或血管再生的影响的变化。研究之间的额外的变异性可归因于其他地方的实验条件的差异（Afsharimani 等，2011a）。如果小鼠除了被接种肿瘤细胞之外还受到疼痛或外科应激，吗啡则可以防止肿瘤生长和（或）转移（Page 等，1993，1994，1998；Bar-Yosef 等，2001；Sasamura 等，2002）。因此，为癌症患者提供最好的疼痛缓解方法可能会影响疾病的结果。

1.4   在病房

将临床前研究扩展到人类研究的问题之一是吗啡葡萄糖苷酸化，特别是人与啮齿动物之间存在广泛的物种差异：人类将吗啡代谢成吗啡 -6- 葡萄糖醛酸苷（M6G）和吗啡 -3- 葡糖苷酸（M3G），前者是比吗啡镇痛作用更强的物质，并且在静脉或口服给药后其血药浓度高于吗啡（Osborne 等，1988，1990），后者则失去镇痛作用（Shimomura 等，1971）。相比之下，小鼠和大鼠主要产生 M3G。这是通过代谢物的尿液排泄和肝脏微粒体中吗啡代谢酶二磷酸 - 葡萄糖醛酸转移酶活性与吗啡的 -3 和 6 羟基的比例来确定的（Kuo 等，1991），尽管大鼠脑组织中产生 M6G 似乎更高（Nagano 等，2000）。由于这种新陈代谢的差异，啮齿动物需要比人类高得多的剂量（mg/kg），其使用的"临床相关"吗啡剂量应考虑到活性吗啡代谢物的浓度和药代动力学作用。此外，吗啡及其代谢物对肿瘤生长和转移的调节作用尚未得到解决。在一项关于体外阿片类物质的促血管生成作用的研究中，证实了吗啡和 M6G 而不是 M3G 的活化内皮细胞转移的作用（Singleton 等，2006）。研究证明吗啡代谢物 M6G 和 M3G 调节癌症患者的免疫应答，尽管研究没有阐明代谢物是否对体液和细胞免疫起作用，或者它们是否只是吗啡摄入的反应（Hashiguchi 等，2005）。相比之下，在给予外源性 M6G 的大鼠中，证明了免疫功能的抑制，并被认为是中枢介导的（Carrigan 和 Lysle，2001）。

从临床研究中确定阿片类物质是否确实调节肿瘤切除患者的肿瘤生长，转移或复发的第二个问题是难以控制的复杂的围术期因素。在比较局部镇痛与基于阿片类镇痛的前瞻性或回顾性研究中，阿片类药物摄入量并不是影响组间差异的唯一因素（Exadaktylos 等，2006；Biki 等，2008；Sessler 等，2008；Tsui 等，2010；Wuethrich 等，2010；Myles 等，2011；De Oliveira 等，2011；Forget 等，2011；Cummings 等，2012；Day 等，2012）。因此，可能需要间接途径阐明阿片类物质在肿瘤生长和转移中的作用，例如研究影响阿片类物质功能和癌症存活的遗传多态性之间的关联（Bortsov 等，2012，2013）。

1.5 引起差异性的其他因素

已经公布的关于阿片类物质对肿瘤生长和转移的影响的资料表明可能造成的其他因素包括急性与慢性暴露于阿片类物质。在细胞培养研究中，吗啡在测定终点前最多应用数天。在动物试验中，渗透泵、吗啡缓释剂或每 12 小时反复皮下或腹膜内注射在完全不同的时间段内使用。在临床中，癌症患者的围术期疼痛和慢性疼痛受到不同的管理。已知长期使用吗啡和其他阿片类物质通过神经系统和外周组织中多个水平的适应产生耐受性和依赖性（信号传导的补偿性变化导致基因转录，第二信使和神经递质的水平的改变）。已经提出这些适应性改变是通过活化受体的吞噬运输来启动的（Martini 和 Whistler，2007）。该领域的研究主要针对中枢神经系统细胞类型。慢性与急性应用阿片类物质可以在哪种程度上调节其对肿瘤生长和转移的影响在很大程度上是未知的。大多数评估阿片类物质的给药方法对免疫功能影响（据认为能调节阿片类药物对肿瘤生长和转移的影响）的动物研究已经使用急性或亚急性（不足以诱导明显的依赖性或耐受性）给药方法（Eisenstein 等，2006）。由此而论，阿片类药物主要是免疫抑制剂。然而，一些研究表明，长期暴露于阿片类物质可导致对某些（包括 NK 细胞活性）但不是全部的免疫抑制的因素的耐受性，例如，在急性暴露于阿片类物质期间被抑制的一些免疫参数随着暴露时间的增加而恢复正常（Eisenstein 等，1998）。对围术期或长期使用吗啡治疗的癌症患者而言，这可能产生不同的效果。有趣的是，阿片依赖动物或阿片类药物长期使用者的阿片类物质戒断与免疫抑制有关（Eisenstein 等，1998）。

1.6　未来发展方向

1.6.1　内源性吗啡

除外源吗啡外，涉及肿瘤生长和转移的吗啡研究应考虑到日益被认可的内源性吗啡，其生物学和病理生理学的影响尚未得到充分的了解（Stefano 等，2012）。现在已知动物细胞和人类细胞能够产生低浓度的内源性的真正的吗啡（Poeaknapo 等，2004；Boettcher 等，2005）。内源性吗啡的生物学作用由 μ3 和 μ4 阿片类物质受体支持，它们对阿片类生物碱（如吗啡）起反应，而不是先前公认的内源性阿片肽（Stefano 等，2012）。内源性吗啡的产生不限于神经元细胞。迄今为止测试的一些能在体外产生吗啡的细胞包括免疫细胞（Zhu 等，2005；Glattard 等，2010）和各种癌细胞（Poeaknapo 等，2004；Muller 等，2008）。

在这个阶段，内源性吗啡调节癌症生长和转移的潜在作用完全是推测的，来自于两个并列来源：①知道内源性吗啡的存在；②外源性吗啡对癌症的影响的数据。癌细胞或非癌基质细胞在肿瘤微环境中通过潜在的自分泌或旁分泌是否产生并对内源吗啡作出反应还是未知的。缺乏癌症患者内源性吗啡血液浓度的临床资料。在早期的研究中，Munjal 等确定正常肺组织和非癌性肺细胞产生内源性吗啡，而肺癌细胞（小细胞和非小细胞）都没有，因此在肺癌背景下假设内源吗啡可以抑制细胞增殖（Munjal 等，1995）。

我们感兴趣的问题是，内源性吗啡的产生是手术引起的，并被提出是外科应激反应的一部分。冠状动脉旁路移植术（CABG）手术后未接受外源性吗啡的患者术后 1~5 天血浆吗啡浓度显著增高（Brix-Christensen 等，1997）。已经表明体外循环本身可引起新生猪的术后吗啡产生，进行胸腔切开术但无体外循环的假手术的动物未检测到内源性吗啡（Brix-Christensen 等，2000）。通过比较腹腔镜手术与开腹手术已经证明手术应激参与增加内源性吗啡的产生：在关于胆囊切除术和结肠切除术的两项研究中，开放手术比腹腔镜手术能够导致明显更高的内源吗啡浓度（Yoshida 等，2000；Madbouly 等，2010）。基于外源吗啡所显示的免疫抑制作用已经提出，内源性吗啡可能是机体对手术创伤抗炎反应的一部分（Brix-Christensen 等，1997）。

1.6.2　阿片受体多态性

已经在人类中鉴定出了超过 700 种的阿片类物质受体基因（OPRM1）的遗传多态性，并且显示其与阿片类物质敏感性、物质依赖性和对其他疾病的易感性有关（Kasai 和 Ikeda，2011）。最广泛研究的 OPRM1 SNP，A118G，G– 等位基因携带者对阿片类镇痛的敏感性降低，随后降低了疼痛缓解，吗啡需求增加和阿片类物质消耗增加，这在术后疼痛和癌症疼痛研究中都有表现（Kasai 和池田 2011 年综述）。与 OPRM1 基因的 A118G 多态性相关的疾病包括癫痫和精神分裂症，其中 G 等位基因可能是危险因素，以及糖尿病和肥胖，其中 G 等位基因可能是保护因素。最近，已经产生了令人兴奋的数据，表明阿片类物质受体的遗传多态性并因此推测阿片类物质信号转导的变化可能与癌症相关，Bortsov 等人已经研究了 A118G 与乳腺癌存活率的联系，并表明具有一个或多个 G– 等位基因拷贝的妇女的乳腺癌特异性死亡率降低（Bortsov 等，2012，2013）。阿片类物质摄入量 – 被认为其在 G 等位基因的携带者中更高（Klepstad 等，2004；Zhou 等，2006；Campa 等，2007；Sia 等，2008）– 而在这项研究中没有报道。研究同样的 SNP，Wang 等人进一步证明携带 G 等位基因与食管鳞状细胞癌的风险显著降低有关（Wang 等，2012a）。毫无疑问未来几年内将会研究这些关联是否直接与阿片类物质信号传导对肿瘤生物学的影响有关，还是通过其他疾病（如肥胖症）或风险因素（如烟草依赖）间接影响癌症。鉴于直接研究阿片类药物是否影响癌症的前瞻性试验可能不可行，该领域可能为阿片类药物对癌症结局的作用提供有用的间接答案。

1.6.3　阿片受体拮抗剂

已经提出了拮抗吗啡对肿瘤生长和转移的潜在的有害外周作用，同时保留其已知的抑制肿瘤生长和转移的中枢性疼痛缓解作用作为治疗癌症疼痛的方法，同时优化阿片激动剂的副作用。实际上，外周特异性拮抗剂已被证明是有效的，因为没有改变通过吗啡治疗获得的中枢性镇痛作用，尽管有诸如便秘等不想要的外周副作用（Yuan 等，1996）。因此，这个假设令人感兴趣，即在吗啡促进肿瘤生长或转移的模型中，伴随使用外周阿片类物质拮抗剂将提供保护作用。事实上，不依赖吗啡给药的动物肿瘤模型已经表明癌症生长和转移通过 MOR 拮抗来预防（Mathew 等，2011）。

1.6.4　探索 microRNA 在吗啡对癌症的影响中的作用

微核糖核酸（micro ribonucleic acids，miRNAs）是通过与靶 mRNA 转录物的 3' 非编码区（UTR）中的部分互补序列结合而参与基因表达转录后调控导致多肽合成减少的小的非编码 RNA 分子。已知 miRNA 表达的改变可以调节肿瘤发生、肿瘤侵袭性、浸润、转移以及肿瘤对治疗的敏感性（Schoof 等，2012）。有趣的是，吗啡和其他 μ 阿片受体激动剂调节神经元（Zheng 等，2010）和非神经元（Dave 和 Khalili，2010）细胞中的 miRNA 表达。已经表明吗啡诱导的人类单核细胞源性的巨噬细胞中 miRNA-15b 表达的增加导致特征性的促血管生成生长因子 bFGF 的表达降低（Dave 和 Khalili，2010）。吗啡进一步增加了神经元 SH-SY5Y 神经元细胞系中以及小鼠模型活体内 Let-7 家族的 miRNA（He 等，2010）。Let-7 miRNA 在许多癌症中被下调，并且通常被发现是肿瘤抑制因子，通过影响许多癌基因、细胞周期调节剂、细胞分化和凋亡途径介质来抑制细胞增殖和存活，从而使得 let-7 上调被认为是癌症中有效的治疗靶点（Thornton 和 Gregory，2012；Boyerinas 等，2010；Wang 等，2012b）。目前尚未探索吗啡诱导的 Let-7 上调是否可能导致肿瘤细胞生长发生改变。

相反，MOR 的表达受 miRNA 调控。通过计算机模拟可能与 MOR mRNA 的 3' UTR 相互作用的 miRNA 的研究，将 let-7 家族的 miRNA 鉴定为最佳选择（He 和 Wang，2012）。敲击实验证实，MOR 表达由 let-7 控制。因此，吗啡诱导 let-7 表达，从而下调 MOR 的表达。已经显示这导致在神经元细胞和小鼠中的阿片类物质耐受性（He 等，2010）。调节肿瘤细胞对阿片类物质的反应是否有一个类似的机制是完全未知的。

1.7　结束语

癌症患者的最佳疼痛管理是至关重要的，并可能影响疾病预后。当前研究以及基础科学与临床试验之间的相互影响将提高我们对吗啡和其他阿片类物质对肿瘤生长和转移的多重水平作用的理解，并完善患者护理指南。

（邬冬云　译　夏　明　校）

参考文献

Afsharimani B, Cabot PJ, Parat MO (2011a) Morphine and tumor growth and metastasis. Cancer Metastasis Rev 30:225–238

Afsharimani B, Cabot PJ, Parat MO (2011b) Morphine use in cancer surgery. Front Pharmacol 2:46

Bar-Yosef S, Melamed R, Page GG, Shakhar G, Shakhar K, Ben-Eliyahu S (2001) Attenuation of the tumor-promoting effect of surgery by spinal blockade in rats. Anesthesiology 94:1066–1073

Biki B, Mascha E, Moriarty DC, Fitzpatrick JM, Sessler DI, Buggy DJ (2008) Anesthetic technique for radical prostatectomy surgery affects cancer recurrence: a retrospective analysis. Anesthesiology 109:180–187

Boettcher C, Fellermeier M, Boettcher C, Drager B, Zenk MH (2005) How human neuroblastoma cells make morphine. Proc Natl Acad Sci USA 102:8495–8500

Bortsov AV, Millikan RC, Belfer I, Boortz-Marx RL, Arora H, McLean SA (2012) Mu-opioid receptor gene A118G polymorphism predicts survival in patients with breast cancer. Anesthesiology 116:896–902

Bortsov AV, Millikan RC, Belfer I, Boortz-Marx RL, Arora H, McLean SL (2013) Genetic polymorphisms in the μ-opioid receptor gene and breast cancer survival. In: Parat MO (ed) Morphine and metastasis. Springer, Dordrecht

Boyerinas B, Park SM, Hau A, Murmann AE, Peter ME (2010) The role of let-7 in cell differentiation and cancer. Endocr Relat Cancer 17:F19–F36

Brix-Christensen V, Tonnesen E, Sanchez RG, Bilfinger TV, Stefano B (1997) Endogenous morphine levels increase following cardiac surgery as part of the antiinflammatory response? Int J Cardiol 62:191–197

Brix-Christensen V, Goumon Y, Tonnesen E, Chew M, Bilfinger T, Stefano GB (2000) Endogenous morphine is produced in response to cardiopulmonary bypass in neonatal pigs. Acta Anaesthesiol Scand 44:1204–1208

Cabot PJ, Carter L, Gaiddon C, Zhang Q, Schafer M, Loeffler JP, Stein C (1997) Immune cell-derived beta-endorphin: production, release, and control of inflammatory pain in rats. J Clin Invest 100:142–148

Cadet P, Rasmussen M, Zhu W, Tonnesen E, Mantione KJ, Stefano GB (2004) Endogenous morphinergic signaling and tumor growth. Front Biosci 9:3176–3186

Campa D, Gioia A, Tomei A, Poli P, Barale R (2007) Association of ABCB1//MDR1 and OPRM1 Gene Polymorphisms with Morphine Pain Relief. Clin Pharmacol Ther 83:559–566

Carrigan KA, Lysle DT (2001) Morphine-6-beta-glucuronide induces potent immunomodulation. Int Immunopharmacol 1:821–831

Chen C, Farooqui M, Gupta K (2006) Morphine stimulates vascular endothelial growth factor-like signaling in mouse retinal endothelial cells. Curr Neurovasc Res 3:171–180

Chou WY, Wang CH, Liu PH, Liu CC, Tseng CC, Jawan B (2006) Human opioid receptor A118G polymorphism affects intravenous patient-controlled analgesia morphine consumption after total abdominal hysterectomy. Anesthesiology 105:334–337

Cummings KC III, Xu F, Cummings LC, Cooper GS (2012) A comparison of epidural analgesia and traditional pain management effects on survival and cancer recurrence after colectomy: a population-based study. Anesthesiology 116:797–806

Dave RS, Khalili K (2010) Morphine treatment of human monocyte-derived macrophages induces differential miRNA and protein expression: impact on inflammation and oxidative stress in the central nervous system. J Cell Biochem 110:834–845

Day A, Smith R, Jourdan I, Fawcett W, Scott M, Rockall T (2012) Retrospective analysis of the effect of postoperative analgesia on survival in patients after laparoscopic resection of colorectal cancer. Br J Anaesth 109:185-190

De Oliveira G, Jr AS, Schink JC, Singh DK, Fitzgerald PC, McCarthy RJ (2011) Intraoperative neuraxial anesthesia but not postoperative neuraxial analgesia is associated with increased relapse-free survival in ovarian cancer patients after primary cytoreductive surgery. Reg Anesth Pain Med 36:271-277

Eisenstein TK, Rogers TJ, Meissler JJ Jr, Adler MW, Hilburger ME (1998) Morphine depresses macrophage numbers and function in mouse spleens. Adv Exp Med Biol 437:33-41

Eisenstein TK, Rahim R, Feng P, Thingalaya N, Meissler J (2006) Effects of opioid tolerance and withdrawal on the immune system. J Neuroimmune Pharmacol 1:237-249

Exadaktylos AK, Buggy DJ, Moriarty DC, Mascha E, Sessler DI (2006) Can anesthetic technique for primary breast cancer surgery affect recurrence or metastasis? Anesthesiology 105:660-664

Farooqui M, Geng ZH, Stephenson EJ, Zaveri N, Yee D, Gupta K (2006) Naloxone acts as an antagonist of estrogen receptor activity in MCF-7 cells. Mol Cancer Ther 5:611-620

Fimiani C, Arcuri E, Santoni A, Rialas CM, Bilfinger TV, Peter D, Salzet B, Stefano GB (1999) Mu3 Opiate receptor expression in lung and lung carcinoma: ligand binding and coupling to nitric oxide release. Cancer Lett 146:45-51

Forget P, Tombal B, Scholtes JL, Nzimbala J, Meulders C, Legrand C, Van Cangh P, Cosyns JP, De Kock M (2011) Do intraoperative analgesics influence oncological outcomes after radical prostatectomy for prostate cancer? Eur J Anaesthesiol 28:830-835

Fuggetta MP, Di Francesco P, Falchetti R, Cottarelli A, Rossi L, Tricarico M, Lanzilli G (2005) Effect of morphine on cell-mediated immune responses of human lymphocytes against allogeneic malignant cells. J Exp Clin Cancer Res 24:255-263

Fujioka N, Nguyen J, Chen C, Li Y, Pasrija T, Niehans G, Johnson KN, Gupta V, Kratzke RA, Gupta K (2011) Morphine-induced epidermal growth factor pathway activation in non-small cell lung cancer. Anesth Analg 113:1353-1364

Glattard E, Welters ID, Lavaux T, Muller AH, Laux A, Zhang D, Schmidt AR, Delalande F, Laventie BJ, Dirrig-Grosch S, Colin DA, Van Dorsselaer A, Aunis D, Metz-Boutigue MH, Schneider F, Goumon Y (2010) Endogenous morphine levels are increased in sepsis: a partial implication of neutrophils. PLoS One 5:e8791

Gupta K (2013) Iatrogenic angiogenesis. In: Parat MO (ed) Morphine and metastasis. Springer, Dordrecht

Gupta K, Kshirsagar S, Chang L, Schwartz R, Law PY, Yee D, Hebbel RP (2002) Morphine stimulates angiogenesis by activating proangiogenic and survival-promoting signaling and promotes breast tumor growth. Cancer Res 62:4491-4498

Hashiguchi S, Morisaki H, Kotake Y, Takeda J (2005) Effects of morphine and its metabolites on immune function in advanced cancer patients. J Clin Anesth 17:575-580

Hassan F, Islam S, Tumurkhuu G, Naiki Y, Koide N, Mori I, Yoshida T, Yokochi T (2006) Intracellular expression of toll-like receptor 4 in neuroblastoma cells and their unresponsiveness to lipopolysaccharide. BMC Cancer 6:281

He Y, Wang ZJ (2012) Let-7 microRNAs and opioid tolerance. Front Genet 3:110

He Y, Yang C, Kirkmire CM, Wang ZJ (2010) Regulation of opioid tolerance by let-7 family microRNA targeting the mu opioid receptor. J Neurosci 30:10251-10258

Hoskin PJ, Hanks GW, Aherne GW, Chapman D, Littleton P, Filshie J (1989) The bioavailability and pharmacokinetics of morphine after intravenous, oral and buccal administration in healthy volunteers. Br J Clin Pharmacol 27:499-505

Ishikawa M, Tanno K, Kamo A, Takayanagi Y, Sasaki K (1993) Enhancement of tumor growth by morphine and its possible mechanism in mice. Biol Pharm Bull 16:762-766

Johnson KN, Zaveri N, Gupta K (2013) Interaction of naloxone and estrogen receptor in breast cancer. In: Parat MO (ed) Morphine and metastasis. Springer, Dordrecht

Kasai S, Ikeda K (2011) Pharmacogenomics of the human mu opioid receptor. Pharmacogenomics 12:1305-1320

Klepstad P, Rakvag TT, Kaasa S, Holthe M, Dale O, Borchgrevink PC, Baar C, Vikan T, Krokan HE, Skorpen F (2004) The 118 A>G polymorphism in the human mu opioid receptor gene may increase morphine requirements in patients with pain caused by malignant disease. Acta Anaesthesiol Scand 48:1232–1239

Koodie L, Roy S (2013) Morphine and immunosuppression in the context of tumor growth and metastasis. In: Parat MO (ed) Morphine and metastasis. Springer, Dordrecht

Koodie L, Ramakrishnan S, Roy S (2010) Morphine suppresses tumor angiogenesis through a HIF-1alpha/p38MAPK pathway. Am J Pathol 177:984–997

Kuo CK, Hanioka N, Hoshikawa Y, Oguri K, Yoshimura H (1991) Species difference of site-selective glucuronidation of morphine. J Pharmacobiodyn 14:187–193

Lennon FE, Singleton PA (2013) Opioid regulation of vascular integrity. In: Parat MO (ed) Morphine and metastasis. Springer, Dordrecht

Madbouly KM, Senagore AJ, Delaney CP (2010) Endogenous morphine levels after laparoscopic versus open colectomy. Br J Surg 97:759–764

Martini L, Whistler JL (2007) The role of mu opioid receptor desensitization and endocytosis in morphine tolerance and dependence. Curr Opin Neurobiol 17:556–564

Mathew B, Lennon FE, Siegler J, Mirzapoiazova T, Mambetsariev N, Sammani S, Gerhold LM, LaRiviere PJ, Chen CT, Garcia JGN, Salgia R, Moss J, Singleton PA (2011) The novel role of the mu opioid receptor in lung cancer progression: a laboratory investigation. Anesth Analg 112:558–567

Molteni M, Marabella D, Orlandi C, Rossetti C (2006) Melanoma cell lines are responsive in vitro to lipopolysaccharide and express TLR-4. Cancer Lett 235:75–83

Muller A, Glattard E, Taleb O, Kemmel V, Laux A, Miehe M, Delalande F, Roussel G, Van Dorsselaer A, Metz-Boutigue MH, Aunis D, Goumon Y (2008) Endogenous morphine in SH-SY5Y cells and the mouse cerebellum. PLoS One 3:e1641

Munjal ID, Minna JD, Manneckjee R, Bieck P, Spector S (1995) Possible role of endogenous morphine and codeine on growth regulation of lung tissue. Life Sci 57:517–521

Myles PS, Peyton P, Silbert B, Hunt J, Rigg JR, Sessler DI (2011) Perioperative epidural analgesia for major abdominal surgery for cancer and recurrence-free survival: randomised trial. BMJ 342:d1491

Nagano E, Yamada H, Oguri K (2000) Characteristic glucuronidation pattern of physiologic concentration of morphine in rat brain. Life Sci 67:2453–2464

Osborne R, Joel S, Trew D, Slevin M (1988) Analgesic activity of morphine-6-glucuronide. Lancet 331:828

Osborne R, Joel S, Trew D, Slevin M (1990) Morphine and metabolite behavior after different routes of morphine administration: demonstration of the importance of the active metabolite morphine-6-glucuronide. Clin Pharmacol Ther 47:12–19

Page GG, Ben-Eliyahu S, Yirmiya R, Liebeskind JC (1993) Morphine attenuates surgery-induced enhancement of metastatic colonization in rats. Pain 54:21–28

Page GG, Ben-Eliyahu S, Liebeskind JC (1994) The role of LGL/NK cells in surgery-induced promotion of metastasis and its attenuation by morphine. Brain Behav Immun 8:241–250

Page GG, McDonald JS, Ben-Eliyahu S (1998) Pre-operative versus postoperative administration of morphine: impact on the neuroendocrine, behavioural, and metastatic-enhancing effects of surgery. Br J Anaesth 81:216–223

Page GG, Blakely WP, Ben-Eliyahu S (2001) Evidence that postoperative pain is a mediator of the tumor-promoting effects of surgery in rats. Pain 90:191–199

Poeaknapo C, Schmidt J, Brandsch M, Drager B, Zenk MH (2004) Endogenous formation of morphine in human cells. Proc Natl Acad Sci USA 101:14091–14096

Popping DM, Wenk M, Schug SA (2013) Anaesthetic and pain management technique in long term cancer outcome – benefits of regional anaesthesia and analgesia in the context of cancer surgery. In: Parat MO (ed) Morphine and metastasis. Springer, Dordrecht

Sasamura T, Nakamura S, Iida Y, Fujii H, Murata J, Saiki I, Nojima H, Kuraishi Y (2002) Morphine analgesia suppresses tumor growth and metastasis in a mouse model of cancer pain produced by orthotopic tumor inoculation. Eur J Pharmacol 441:185–191

Schoof CR, Botelho EL, Izzotti A, Vasques LR (2012) MicroRNAs in cancer treatment and prognosis. Am J Cancer Res 2:414–433

Sessler DI, Ben-Eliyahu S, Mascha EJ, Parat MO, Buggy DJ (2008) Can regional analgesia reduce the risk of recurrence after breast cancer? Methodology of a multicenter randomized trial. Contemp Clin Trials 29:517–526

Shanahan H, Parat MO, Buggy DJ (2013) Could opioids affect cancer recurrence or metastases? Current experimental and translational evidence. In: Parat MO (ed) Morphine and metastasis. Springer, Dordrecht

Shigeta Y, Kasai S, Han W, Hata H, Nishi A, Takamatsu Y, Hagino Y, Yamamoto H, Koide T, Shiroishi T, Kasai K, Tsunashima K, Kato N, Ikeda K (2008) Association of morphine-induced antinociception with variations in the 5′ flanking and 3′ untranslated regions of the mu opioid receptor gene in 10 inbred mouse strains. Pharmacogenet Genomics 18:927–936

Shilling AM, Tiouririne M (2013) Perioperative morphine and cancer recurrence. In: Parat MO (ed) Morphine and metastasis. Springer, Dordrecht

Shimomura K, Kamata O, Ueki S, Ida S, Oguri K, Yoshimura H, Tsukamoto H (1971) Analgesic effect of morphine glucuronides. Tohoku J Exp Med 105:45–52

Sia AT, Lim Y, Lim EC, Goh RW, Law HY, Landau R, Teo YY, Tan EC (2008) A118G single nucleotide polymorphism of human mu-opioid receptor gene influences pain perception and patient-controlled intravenous morphine consumption after intrathecal morphine for postcesarean analgesia. Anesthesiology 109:520–526

Singleton PA, Lingen MW, Fekete MJ, Garcia JGN, Moss J (2006) Methylnaltrexone inhibits opiate and VEGF-induced angiogenesis: role of receptor transactivation. Microvasc Res 72:3–11

Stefano GB, Hartman A, Bilfinger TV, Magazine HI, Liu Y, Casares F, Goligorsky MS (1995) Presence of the mu3 opiate receptor in endothelial cells: coupling to nitric oxide production and vasodilation. J Biol Chem 270:30290–30293

Stefano GB, Ptacek R, Kuzelova H, Kream RM (2012) Endogenous morphine: up-to-date review (2011). Folia Biol (Praha) 58:49–56

Tang XY, Zhu YQ, Wei B, Wang H (2010) Expression and functional research of TLR4 in human colon carcinoma. Am J Med Sci 339:319–326

Thornton JE, Gregory RI (2012) How does Lin28 let-7 control development and disease? Trends Cell Biol. doi:10.1016/j.tcb.2012.06.001

Tsui BC, Rashiq S, Schopflocher D, Murtha A, Broemling S, Pillay J, Finucane BT (2010) Epidural anesthesia and cancer recurrence rates after radical prostatectomy. Can J Anaesth 57:107–112

Wang S, Li Y, Liu XD, Zhao CX, Yang KQ (2012a) Polymorphism of A118G in mu-opioid receptor gene is associated with risk of esophageal squamous cell carcinoma in a Chinese population. Int J Clin Oncol. doi:10.1007/s10147-012-0441-5

Wang X, Cao L, Wang Y, Wang X, Liu N, You Y (2012b) Regulation of let-7 and its target oncogenes (review). Oncol Lett 3:955–960

Wang X, Loram LC, Ramos K, de Jesus AJ, Thomas J, Cheng K, Reddy A, Somogyi AA, Hutchinson MR, Watkins LR, Yin H (2012c) Morphine activates neuroinflammation in a manner parallel to endotoxin. Proc Natl Acad Sci USA 109:6325–6330

Wang Y, Barker K, Shi S, Diaz M, Mo B, Gutstein HB (2012d) Blockade of PDGFR-[beta] activation eliminates morphine analgesic tolerance. Nat Med 18:385–387

Wuethrich PY, Hsu Schmitz SF, Kessler TM, Thalmann GN, Studer UE, Stueber F, Burkhard FC (2010) Potential influence of the anesthetic technique used during open radical prostatectomy on prostate cancer-related outcome: a retrospective study. Anesthesiology 113:570–576

Yeager MP, Colacchio TA (1991) Effect of morphine on growth of metastatic colon cancer in vivo. Arch Surg 126:454–456

Yoshida S, Ohta J, Yamasaki K, Kamei H, Harada Y, Yahara T, Kaibara A, Ozaki K, Tajiri T, Shirouzu K (2000) Effect of surgical stress on endogenous morphine and cytokine levels in the plasma after laparoscopic or open cholecystectomy. Surg Endosc 14:137–140

Yuan CS, Foss JF, O'Connor M, Toledano A, Roizen MF, Moss J (1996) Methylnaltrexone prevents morphine-induced delay in oral-cecal transit time without affecting analgesia: a double-blind randomized placebo-controlled trial. Clin Pharmacol Ther 59:469–475

Zheng H, Zeng Y, Zhang X, Chu J, Loh HH, Law PY (2010) Mu-opioid receptor agonists differentially regulate the expression of miR-190 and NeuroD. Mol Pharmacol 77:102–109

Zhu W, Cadet P, Baggerman G, Mantione KJ, Stefano GB (2005) Human white blood cells synthesize morphine: CYP2D6 modulation. J Immunol 175:7357–7362

第二章
纳洛酮与雌激素受体在乳腺癌中的相互作用

Katherine N. H. Johnson , Nurulain Zaveri , Kalpna Gupta

摘　要　大多数乳腺癌是雌激素受体(ER)阳性型的。众所周知,由于乳癌细胞对已知的基于雌激素受体的治疗方案产生了耐药性,因此,需要有新的治疗目标和药物来有效的治疗 ER 阳性乳腺癌。在啮齿动物研究中,阿片类药物经常用于治疗乳癌的疼痛并且阿片类药物能够促进肿瘤生长和转移。阿片受体(OR)拮抗剂,如纳洛酮、纳曲酮和甲基纳曲酮,可抑制癌症进展和转移。这三个拮抗剂与雌激素 17β- 雌二醇(E2)有着相似的化学结构,因此能够与 ER 结合。纳洛酮可抑制 E2 诱导的人类 MCF-7 乳腺癌细胞增殖和MAPK/ERK 信号传导通路。另外,纳洛酮也减弱了膜结合 / 细胞质 ER 的激活和生长因子受体的表皮磷酸化。纳洛酮通过抑制 E2 与活化剂的结合来阻断E2 诱导的 ER 激活,并与 E2 直接竞争结合 ER。除了这些与 ER 的直接相互作用外,纳洛酮还可以阻止 ER 与 μ 阿片受体(MOR)发生串扰,这表明 MOR的激活可能有助于 E2 诱导的 ER 激活。由于纳洛酮和结构相似的阿片受体拮抗剂能抑制癌症进展和转移,因此,阿片受体拮抗剂或许将来可以用于治疗乳腺癌。

关键词　血管生成·乳腺癌·EGF 受体·雌激素受体·G 蛋白偶联受体·甲基纳曲酮·纳洛酮·纳曲酮·阿片类受体·治疗

缩写词

E2	7β- 雌二醇
AF1	激活受体 1
AF2	激活受体 2
AI	芳香酶抑制剂

cAMP	环腺苷单磷酸
EGFR	表皮生长因子受体
ER	雌激素受体
ERE	雌激素反应元件
Gi–GPCRs	抑制性调节的 G 蛋白偶联受体
LBD	配体结合域
MNTX	甲基纳曲酮
MAPK/ERK	丝裂原活化蛋白激酶 / 细胞外信号调节激酶
Nal	纳洛酮
NTX	纳曲酮
NOP	伤害感受肽 / 孤儿素 FQ 受体
OR	阿片受体
PI3K	磷脂酰肌醇 3– 激酶
Akt	蛋白激酶 B
SERMs	选择性 ER 调节剂
VEGFR2	血管内皮生长因子受体 2
DOR	δ 阿片受体
KOR	κ 阿片受体
MOR	μ 阿片受体

2.1　纳洛酮与雌激素受体在乳腺癌中的相互作用

在发达国家,乳腺癌是女性中最常见的恶性肿瘤。据估计,仅在美国,约12% 的妇女,相当于八分之一的女性,将会在他们的一生中发展成侵袭性乳腺癌。侵入性和非侵入性乳腺癌新病例数量惊人,分别为 230 480 和 57 650。其中大约 39 520 名女性,预计在 2011 年会死于乳腺癌。尽管由于提高意识,早期检测和治疗,乳腺癌发病率呈现缓慢的下降趋势 (约 2%),乳腺癌仍然是美国妇女中第二常见的恶性肿瘤。其中大约 80% 的乳腺癌是雌激素受体阳性型的。因此,减弱雌激素受体激活的策略对于治愈乳腺癌至关重要。

2.2　雌激素受体的作用

ER 是核类固醇激素受体超家族的成员。ER 的两种同工型,ERα 和 ERβ,

具有高度的同源性,特别是在其配体和 DNA 结合中,展示细胞内核受体共同的特征。敲除了 ERα 和敲除了 ERβ 的小鼠显示不同的表型。敲除了 ERα 雌性小鼠显示生殖器官对雌激素完全不敏感,并且除了其他表型变化之外还阻碍了乳腺的发育。而敲除了 ERβ 的雌性小鼠具有有限的卵巢功能。这两种同工型受体在乳腺正常和恶性生物学中起关键作用,其中,ERα 是肿瘤性乳腺上皮的主要形式,而 ERβ 在正常乳腺组织中更常见。这表明 ERβ 可通过降低细胞对雌激素的敏感性来调节 ERα 活化。

依赖于 ERα 的乳腺癌患者急需有针对性治疗方案。大约三分之一的乳腺癌是 ERα 阴性并且难以治疗,但大约 65% 是 ER 阳性型的。基于一个大型的 Ⅲ 期临床试验,几种基于 ERα 的药物对于有中度至高危风险发展成乳腺癌患者有预防作用。测试的药物包括芳香酶抑制剂(AI),依西美坦和选择性 ER 调节剂(SERMs),他莫昔芬,雷洛昔芬和拉索昔芬。这些药物降低了发展成乳腺癌的风险,也用于治疗 ERα 阳性乳腺癌患者。尽管这些疗法有潜在的效果,但是,乳癌患者仍然会产生抵抗激素治疗。表皮生长因子受体家族,ErbB 家族,包括表皮生长因子受体(EGFR),已被发现在激素治疗耐药性中发挥重要作用。因此,ER 阳性的乳腺癌患者的治疗结果受到了生长因子信号通路激活的挑战。

2.3　ER 的作用机制

ERs 显示核激素受体的共同特征。在结构上,ERα 以配体依赖性和配体非依赖性方式起作用。氨基末端活化功能 1(AF1)激活配体非依赖性转录和羧基末端,活化功能 2(AF2)区域由多功能配体结合结构域(LBD)组成。中心区由 DNA 结合结构域组成,雌激素反应元件(ERE)上的 DNA 特定序列用于转录激活。ER 的转录活性依赖于细胞核中的共同调节者的进一步激活和抑制。

ERα 在细胞质和细胞核中以无活性形式存在。配体结合诱导构象变化导致同二聚化和核易位,然后结合 ERE 并激活转录。除了通过特定配体的经典活化途径,细胞质中的 ER 被活化的生长因子受体(例如 EGFR)磷酸化。反过来,活化的细胞质 ERs 直接刺激丝裂原活化蛋白激酶/细胞外信号调节激酶(MAPK/ERK)和磷脂酰肌醇 3- 激酶(PI3K)- 蛋白激酶 B(Akt)磷酸化以及与抑制性 G 蛋白偶联受体(Gi-GPCR)发生交叉。然而,ERs 的细胞质激活不会促进乳腺癌生长,但可刺激特定内皮细胞的激活。在肿瘤微环境中,活化的生长因子受体和 GPCRs 可能进一步促进 ER 诱导的乳腺细胞存活和增殖,通过促进血管生成来增加激素治疗的抵抗性。

2.4　阿片类受体

Gi-GPCR 家族包括阿片受体（OR）。OR 活动的重要性是癌症生物学的两倍，因为：①阿片受体激动剂，如吗啡经常用于治疗癌症中的严重疼痛；②阿片类物质诱导的细胞存活和增殖通过促进血管生成可能直接导致癌症进展和转移。

有四种不同类别的经典阿片受体 ORs-μ, δ, κ（分别是 MOR, DOR 和 KOR）和伤害感受肽 / 孤儿素 FQ 受体（NOP）。这些受体与 G 蛋白的 Gi/Go 亚基偶联，并抑制腺苷酸环化酶活性，导致环磷酸腺苷（cAMP）产生减少。但是，ORs 的慢性激活可能导致腺苷酸环化酶的超活化和 cAMP 增加。由于其结合力，每种阿片类物质都是选择性激动剂，而纳洛酮（Nal）是非选择性拮抗剂。

2.5　纳洛酮在癌症中的可能作用

阿片受体拮抗剂，如 Nal 和 NTX 在体内显示出抑制神经母细胞瘤和乳腺肿瘤的生长，三十年前（Aylsworth 等，1979；Zagon 和 McLaughlin，1983b；Tsunashima，1982），这些观察结果支持 OR 拮抗剂的抗肿瘤活性，但是，提高拮抗剂的这种抗肿瘤活性可能会减弱内源性阿片类物质和外源性阿片类止痛药的镇痛能力。然而，最近更多的研究表明低剂量的纳洛酮本身和（或）与阿片类物质共同施用就具有抗伤害感受作用。

MCF-7 细胞系是雌激素依赖性的，它是被广泛研究的人乳腺癌肿瘤模型。用 MCF-7 细胞模型的几项研究表明：阿片类物质及其受体对雌激素及其受体调节作用，反之亦然（表 2.1）。然而，在早期的研究中，阿片类物质诱导的细胞增殖在体外对纳洛酮不敏感，但 Nal 在体内能有效抑制肿瘤生长。我们发现在裸鼠中，吗啡能刺激血管生成和人类 MCF-7 乳腺癌细胞异种移植，而 Nal 在该模型中抑制肿瘤生长。有趣的是，我们实验室最近的研究显示，17β- 雌二醇（E2）诱导的 MCF-7 乳腺癌细胞增殖能够被 100nM Nal 抑制，但不被吗啡抑制。同时，这些观察表明了 Nal 在 MCF-7 细胞中与 E2 激活的通路和（或）组成型激活的 OR 拮抗作用的关系。因此，吗啡似乎通过促进血管生成来促进癌症生长，而 Nal 通过直接作用于肿瘤细胞来抑制乳腺癌的进展。

表 2.1　阿片受体拮抗剂对癌症模型系统的作用

阿片受体拮抗剂	剂量/给药途径	模型系统	结局	参考文献
纳络酮	第一周 0.35mg/(kg·d)，第二周 0.72mg/(kg·d) 皮下注射	胸腺裸鼠移植人 MCF-7 乳腺癌细胞	抑制肿瘤生长和血管生成；抑制吗啡诱导的肿瘤生长和血管生成	Gupta 等，2002
	100nmol/L	人 MCF-7 乳腺癌细胞系	移植基底和 17-雌二醇诱导的增殖和 MAPK/ERK 磷酸化	Farooqui 等，2006
	100nM	人非小细胞肺癌细胞系，H2009	纳络酮抑制 MS 和 EGF 诱导的 EGFR，MAPK/ERK 和 Akt 磷酸化，抑制细胞增殖与侵袭	Fujioka 等，2011
	1mM，6h	人卵巢癌细胞系 SKOV-3	纳络酮抑制细胞数量减少 28%	Donahue 等，2011b
	1μM，6h	人卵巢癌细胞系 SKOV-3	纳络酮不影响细胞数量	Donahue 等，2011b
	1μM	人卵巢癌细胞系 OVCAR-3，SKOV-3	无论有没有 1M OGF，纳络酮都不影响卵巢癌细胞增殖	Donahue 等，2009
	100nmol/L	人 MCF-7 乳腺癌细胞系	纳络酮阻滞阿片诱导的 MOR 下调	Gach 等，2008
	100nmol/L	人 MCF-7 乳腺癌细胞系	纳络酮使 MOR 的 mRNA 表达水平提高 20%，蛋白质表达水平提高 68%	Gach 等，2008

续表

阿片受体拮抗剂	剂量/给药途径	模型系统	结局	参考文献
	100nmol/L	人 MCF-7 乳腺癌细胞系	给予纳络酮刺激 NF-κBhe AP-1 与 MOR 启动子形成复合物	Gach 等，2008
纳曲酮	75mg/（kg·d），饮食给予	7,12- 二甲基苯并蒽（DMBA）诱导的大鼠乳腺癌	在肿瘤起始、肿瘤促进以及起始和促进时给予纳曲酮可抑制肿瘤增殖达 40%、73% 和 70%	Koo 等，1996
	0.1mg/kg 腹腔注射	人卵巢癌细胞系 SKOV-3 注射进无胸腺小鼠，分析肝、胃、脾和肠系膜/肠表面的肿瘤结节	纳曲酮通过抑制肿瘤细胞增殖和血管生成减少肿瘤结节和重量	Donahue 等，2011b
	10^{-5}M	人卵巢癌细胞系 SKOV-3	短时间（6h）纳曲酮处理抑制细胞增殖，但连续暴露提高细胞增殖。与纳曲酮和顺铂单药处理相比，两种药物联用可降低细胞增殖	Donahue 等，2011a
	10^{-5}M，细胞在体外短期或连续暴露	多种人癌症细胞系 SKOV-3、OVCAR-3、SCC-1、MiaPaCa-2、HCT-1	阿片生长因子受体短期（6 h）处理抑制细胞增殖	Donahue 等，2011a
	100mg，每隔一天口服	无法治疗的转移性实体瘤患者	Naltrexone amplifies lymphocytosis induced by IL-2 and melatonin to enhance their immune therapeuticability	Lissoni 等，2002

续表

阿片受体拮抗剂	剂量/给药途径	模型系统	结局	参考文献
阿片受体拮抗剂	10^{-6}M	不同癌细胞系；CAL 27, MIAPaCa-2, BxPC-3, HT-29, HCT116, SKOV-3, OVCAR-3, H226, A549, DU145, PC-3, SK-HEP, HepG2, Ht-1080, S-ES-1, SW1088, U-87MG, U251, SK-N-SH, MDA-M B-231, MCF7, K-562, AGS, U266, MES-SA, Caki-2, Flo-1, SCC-1, UACC903, 1205LU, KAT-18	提高癌细胞增殖	Zagon 等, 2009
	0.1mg/kg, 每天一次, 每周三次或每周一次	无胸腺 BALB/c 裸鼠移植人鳞状细胞癌细胞系 SCC-1	提高肿瘤潜伏期, 降低肿瘤体积, 重量和 BrdU 的掺入	McLaughlin 和 Zagon, 2012
	1μM	OVCAR-3, SKOV-3	纳曲酮提高卵巢癌细胞增殖	Donahueetal, 2009
	睡前口服 4.5mg	转移性胰腺癌	纳曲酮与 α-硫辛酸联用可减少胰腺癌细胞转移	Berkson 等, 2009
甲基纳曲酮	10 和 100nM	Lewis 肺癌 (LLC)	甲基纳曲酮显著减少 LLC 的细胞侵袭	Mathew 等, 2011
	10mg/(kg·d), 皮下注射	Lewis 肺癌移植小鼠模型	甲基纳曲酮显著降低肿瘤体积、肿瘤重量和肺转移	Mathew 等, 2011

续表

阿片受体 拮抗剂	剂量 / 给药途径	模型系统	结局	参考文献
	100nM	人肺静脉微血管内皮细胞（HPMVEC）	甲基纳曲酮使 5-FU 的 IC50 从 5μmol/L 降至 7nmol/L，通过 MOR 抑制 Src 和 Akt 激活	Singleton 等，2008
	50ng/mL	HPMVEC	甲基纳曲酮使贝伐单抗的 IC50 从 25ng/mL 降至 6ng/mL，通过 MOR 抑制 Src 和 Akt 激活	Singleton 等，2008
	0.1~500nM	HPMVEC	甲基纳曲酮单独使用或与 mTOR 抑制剂联用降低 VEGF 诱导的内皮细胞增殖和血管生成	Singleton 等，2008
	100nM	C57 BL6 小鼠	甲基纳曲酮单独使用或与 mTOR 抑制剂联用降低血管生成	Singleton 等，2008
	0.1μM	人真皮微血管内皮细胞	抑制 VEGF 诱导的迁移、血管生成和 Rho 激活	Singleton 等，2008

MOR, μ 阿片受体；LLC, Lewis 肺癌；HPMVEC, 人肺静脉微血管内皮细胞；i.p. 腹腔注射；s.c. 皮下注射

2.6　ER 激动剂 /ER 拮抗剂和 OR 拮抗剂之间的结构相似性

我们发现 ER 的配体和 ER 结合所需的酚羟基也存在于 Nal（图 2.1）中。酚类羟基是几种 OR 拮抗剂,包括纳曲酮（NTX）和甲基纳曲酮（MNTX）的共同结构。E2（品红色）、Nal（青色）和 MNTX（黄色）的能量最小化构象的叠加显示了所有含羟基芳香环化合物的酚羟基的叠加。（实心白色箭头）（图 2.1a）Nal 和 MNTX 的 N- 烯丙基和环丙基甲基取代基分别占据与类固醇 E2 的 D 环相同的空间区域（图 2.1a）。E2（绿色）、NTX（黄色）、MNTX（品红色）和 4- 羟基他莫昔芬（青色）的能量最小化构象的叠加描绘了酚羟基芳环化合物的（实心红色箭头）重叠（图 2.1b）。NTX 和 MNTX 的 N- 取代基占据与 E2 的 D 环相同的空间区域（绿色箭头）,这可能是其能够拮抗 ER 的原因。通过观察 Nal 在体外抑制 E2 与 ERa 的结合,这个结论被证实。

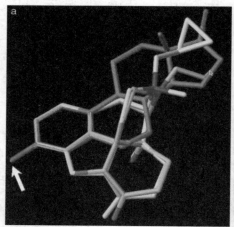
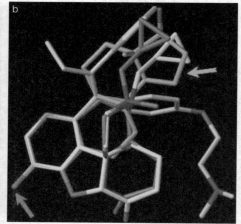

图 2.1　雌激素与阿片受体拮抗剂,纳洛酮、纳曲酮和甲基纳曲酮的结构相似性。（a）E2（紫红）、Nal（青）和 MNTX（黄）的能量最低结构重叠;（b）E2（绿）、NTX（黄）、MNTX（紫红）和 4- 羟基他莫昔芬（青）的能量最低结构重叠

2.7　纳洛酮对乳腺癌生长的抑制作用

在异种移植 MCF-7 人乳腺癌细胞的裸鼠中,与对照组相比,Nal 以 1.5mg/（kg·d）和 10~30mg/（kg·d）使肿瘤体积减少 25%~30%。Nal 还拮抗

ERα在 MCF-7 细胞中的基因组和非基因组活性。因为大多数人乳腺肿瘤是 ERα 阳性的,并且对雌激素/激素治疗有反应,但往往会产生抗药性,因此,拮抗 ERα 活性是很重要的。由于与 ERα 激动剂和拮抗剂的结构相似,Nal 能直接与 ERα 结合并调节其活性。Nal 抑制 E2 诱导的 MAPK/ERK 磷酸化和 65% 的 MCF7 细胞增殖。Nal 通过结合核 ERα,能直接抑制 E2 诱导的 ERα 的激活,并抑制 E2 诱导的 ERα mRNA 的下调,ERα mRNA 是受体重新激活所必需的。此外,Nal 通过抑制 E2 与质膜的结合来抑制 ERα 的非基因型活性。在 Nal 的存在的情况下,ERα 仅在 E2 激活时才与 MOR 相互关联,这表明 MOR 诱导 ER 的反式激活的可能性。

Nal 和 NTX 是结构上相似的 OR 拮抗剂,能够非选择性结合这三种经典的 ORs 和拮抗阿片类物质的镇痛活性。在免疫缺陷和具有免疫活性的两组小鼠中,NTX 都是在低剂量(0.1mg/kg)抑制神经母细胞瘤生长,在高剂量(10mg/kg)刺激神经母细胞瘤生长。与对照组相比,NTX 在 0.1mg/kg 时,肿瘤潜伏期增加 98%,生存率提高 36%,但也阻断吗啡的镇痛作用达 4~6 小时。相比之下,NTX 在 10mg/kg 时,对肿瘤的发生率,潜伏期,存活和转移具有相反的作用,并且阻断了吗啡镇痛作用达 24 小时。NTX 在以 75mg/kg 饮食时,也抑制起始(I)、进展(P)和 I + P 期 DMBA 诱导的大鼠乳腺肿瘤,分别为 27%、60% 和 45%,肿瘤多重性分别降低了 40%、73% 和 70%。Nal 和 NTX 的这些作用支持了与 ERα 结构相似的 OR 拮抗剂可以用于治疗和抑制人类癌症生长的假说。

另一种 OR 拮抗剂,MNTX 是 NTX 的季衍生物,与 NTX 的胺连接的甲基具有更大的极性,更低的脂质溶解度和与 Nal 的结构相似性。与 Nal 和 NTX 不同,MNTX 是选择性的 MOR,不能穿过血脑屏障。因此,MNTX 不拮抗阿片类物质的镇痛作用。MNTX 抑制 MOR 介导的血管内皮生长因子受体 2(VEGFR2)发生串扰,增强 mTOR 抑制剂的凋亡作用,抑制血管生成和抑制肺癌症进展和转移。表 2.1 列出了在癌症和人类癌症的啮齿动物模型中,OR 拮抗剂对人的血管内皮和肿瘤细胞的各种作用。总的来说,结构相似的 OR 拮抗剂对 MOR 的拮抗作用和抑制癌细胞生长和血管生成的作用说明了它们在癌症治疗中的潜力。

2.8 OR 拮抗剂可能不联合生长因子受体信号通路

MOR 也能反式激活 EGFR。吗啡通过 MOR 刺激内皮,乳腺癌和肺癌中细胞的 MAPK/ERK 磷酸化。MAPK/ERK 和 EGFR 的活化能激活 ERα,甚至可以赋予他莫昔芬(TAM)抗药性。与年龄匹配的对照组相比,在乳腺癌妇女的血浆中,观察到较高水平的脑啡肽。(癌症组为 171 ± 190,对照组为 109 ± 79)。增加内源性阿片类物质可能导致 MOR 的组成型激活,这可能有助于激活 ERα 信号通路,也可能导致基于 ERα 激素治疗的无效。因此,共同施用 Nal 和与 Nal 结构类似的 ORs 拮抗剂可增加激素治疗的效果。

2.9　在癌症治疗中,纳洛酮/OR 拮抗剂翻译的意义

最近的研究表明,OR 拮抗剂,如 MNTX,其结构类似于 Nal,可以抑制内皮细胞和肿瘤细胞的增殖。所以我们提出 Nal 和 Nal 结构类似的 ORs 拮抗剂可通过抑制内皮细胞中促血管生成信号的传导来减弱肿瘤生长,并抑制雌激素依赖和非依赖性的乳腺癌细胞增殖(图 2.2)。Nal/NTX/MNTX 会阻断 OR 介导的 VEGFR2 信号通路的反式激活,这一信号通路对促进血管生成至关重要。

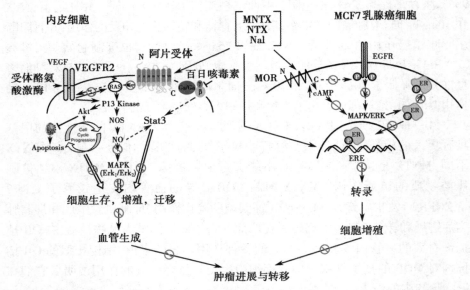

图 2.2　阿片受体拮抗剂抑制乳腺癌生长与转移的模型。μ 阿片受体反式激活内皮细胞上的 VEGFR2 与乳腺癌细胞上的 EGFR 和 ERα。此外,MOR 通过激活内皮细胞的 MAPK/ERK 和 Stat3 信号通路,直接激活血管生成和生长促进信号。阿片受体拮抗剂、纳络酮、纳曲酮和甲基纳曲酮能够抑制 MOR 的促有丝分裂活性并阻滞细胞增殖。这些拮抗剂还能抑制 ERα 的基因组和非基因组活性,降低雌激素诱导的乳腺癌细胞增殖。VEGF,血管内皮细胞生长因子;VEGFR2,VEGF 受体 2/Flk1/KDR;MNTX,甲基纳曲酮;NTX,纳曲酮;Nal,纳络酮;MOR,μ 阿片受体;EGFR,表皮生长因子受体;NO,一氧化氮;ER,雌激素受体;ERE,雌激素反应元件

在乳腺癌细胞中，Nal/NTX/MNTX 可能抑制 MOR 依赖性的 EGFR 和 MAPK/ERK 信号通路，这些通路能够协调激素治疗的抗药性，并且 Nal/NTX/MNTX 可直接拮抗 ERα 活性，从而防止治疗的耐药性和抑制乳腺癌进展。由于转移依赖于血管生成，OR 拮抗剂的抗血管生成作用甚至可能损害转移。同时，Nal 在乳腺癌中对 OR 非选择性的作用，促进了新型的乳癌治疗药物的发展。

（徐月丹　译　段满林　校）

参考文献

Arpino G, Green SJ, Allred DC, Lew D, Martino S, Osborne CK, Elledge RM (2004) Her-2 amplification, her-1 expression, and tamoxifen response in estrogen receptor-positive metastatic breast cancer: a southwest oncology group study. Clin Cancer Res 10:5670–5676. doi:10.1158/1078-0432.CCR-04-011010/17/5670 [pii]

Aylsworth CF, Hodson CA, Meites J (1979) Opiate antagonists can inhibit mammary tumor growth in rats. Proc Soc Exp Biol Med 161:18–20

Belcheva MM, Szucs M, Wang D, Sadee W, Coscia CJ (2001) Mu-opioid receptor-mediated erk activation involves calmodulin-dependent epidermal growth factor receptor transactivation. J Biol Chem 276:33847–33853

Berkson BM, Rubin DM, Berkson AJ (2009) Revisiting the ala/n (alpha-lipoic acid/low-dose naltrexone) protocol for people with metastatic and nonmetastatic pancreatic cancer: a report of 3 new cases. Integr Cancer Ther 8:416–422. doi:8/4/416 [pii]10.1177/1534735409352082

Cadet P, Mantione K, Bilfinger TV, Stefano GB (2002) Morphine down regulates human vascular tissue estrogen receptor expression determined by real-time RT-PCR. Neuro Endocrinol Lett 23:95–100. doi:NEL230202A01 [pii]

Chen C, Farooqui M, Gupta K (2006) Morphine stimulates vascular endothelial growth factor-like signaling in mouse retinal endothelial cells. Curr Neurovasc Res 3:171–180

Cuzick J, DeCensi A, Arun B, Brown PH, Castiglione M, Dunn B, Forbes JF, Glaus A, Howell A, von Minckwitz G, Vogel V, Zwierzina H (2011) Preventive therapy for breast cancer: a consensus statement. Lancet Oncol 12:496–503. doi:S1470-2045(11)70030-4 [pii]10.1016/S1470-2045(11)70030-4

Donahue RN, McLaughlin PJ, Zagon IS (2009) Cell proliferation of human ovarian cancer is regulated by the opioid growth factor-opioid growth factor receptor axis. Am J Physiol Regul Integr Comp Physiol 296:R1716–R1725

Donahue RN, McLaughlin PJ, Zagon IS (2011a) Low-dose naltrexone targets the opioid growth factor-opioid growth factor receptor pathway to inhibit cell proliferation: mechanistic evidence from a tissue culture model. Exp Biol Med (Maywood) 236:1036–1050. doi:ebm.2011.011121 [pii]10.1258/ebm.2011.011121

Donahue RN, McLaughlin PJ, Zagon IS (2011b) The opioid growth factor (OGF) and low dose naltrexone (LDN) suppress human ovarian cancer progression in mice. Gynecol Oncol 122:382–388. doi:S0090-8258(11)00270-8 [pii]10.1016/j.ygyno.2011.04.009

Dupont S, Krust A, Gansmuller A, Dierich A, Chambon P, Mark M (2000) Effect of single and compound knockouts of estrogen receptors alpha (eralpha) and beta (erbeta) on mouse reproductive phenotypes. Development 127:4277–4291

Emde A, Mahlknecht G, Maslak K, Ribba B, Sela M, Possinger K, Yarden Y (2011) Simultaneous inhibition of estrogen receptor and the HER2 pathway in breast cancer: effects of HER2 abundance. Transl Oncol 4:293–300

Farooqui M, Geng ZH, Stephenson EJ, Zaveri N, Yee D, Gupta K (2006) Naloxone acts as an antagonist of estrogen receptor activity in mcf-7 cells. Mol Cancer Ther 5:611–620. doi:5/3/611 [pii]10.1158/1535-7163.MCT-05-0016

Farooqui M, Li Y, Rogers T, Poonawala T, Griffin RJ, Song CW, Gupta K (2007) COX-2 inhibitor celecoxib prevents chronic morphine-induced promotion of angiogenesis, tumour growth, metastasis and mortality, without compromising analgesia. Br J Cancer 97:1523–1531

Finley MJ, Happel CM, Kaminsky DE, Rogers TJ (2008) Opioid and nociceptin receptors regulate cytokine and cytokine receptor expression. Cell Immunol 252:146–154

Fujioka N, Nguyen J, Chen C, Li Y, Pasrija T, Niehans G, Johnson KN, Gupta V, Kratzke RA, Gupta K (2011) Morphine-induced epidermal growth factor pathway activation in non-small cell lung cancer. Anesth Analg 113:1353–1364. doi:ANE.0b013e318232b35a [pii]10.1213/ANE.0b013e318232b35a

Gach K, Piestrzeniewicz M, Fichna J, Stefanska B, Szemraj J, Janecka A (2008) Opioid-induced regulation of mu-opioid receptor gene expression in the MCF-7 breast cancer cell line. Biochem Cell Biol 86:217–226

Gronemeyer H, Gustafsson JA, Laudet V (2004) Principles for modulation of the nuclear receptor superfamily. Nat Rev Drug Discov 3:950–964. doi:nrd1551 [pii]10.1038/nrd1551

Gupta K, Kshirsagar S, Chang L, Schwartz R, Law PY, Yee D, Hebbel RP (2002) Morphine stimulates angiogenesis by activating proangiogenic and survival-promoting signaling and promotes breast tumor growth. Cancer Res 62:4491–4498

Gupta M, Yunfang L, Gupta K (2007) Opioids as promoters and regulators of angiogenesis. In: Maragoudakis ME, Papadimitriou E (eds) Angiogenesis: basic science and clinical applications. Transworld Research Network, Kerala, pp 303–317

Gururaj AE, Rayala SK, Vadlamudi RK, Kumar R (2006) Novel mechanisms of resistance to endocrine therapy: genomic and nongenomic considerations. Clin Cancer Res 12:1001s–1007s

Hall JM, Couse JF, Korach KS (2001) The multifaceted mechanisms of estradiol and estrogen receptor signaling. J Biol Chem 276:36869–36872. doi:10.1074/jbc.R100029200R100029200 [pii]

Hall JM, McDonnell DP (1999) The estrogen receptor beta-isoform (erbeta) of the human estrogen receptor modulates eralpha transcriptional activity and is a key regulator of the cellular response to estrogens and antiestrogens. Endocrinology 140:5566–5578

Hammes SR, Levin ER (2007) Extranuclear steroid receptors: nature and actions. Endocr Rev 28:726–741. doi:er.2007-0022 [pii]10.1210/er.2007-0022

Hatzoglou A, Bakogeorgou E, Castanas E (1996a) The antiproliferative effect of opioid receptor agonists on the T47D human breast cancer cell line, is partially mediated through opioid receptors. Eur J Pharmacol 296:199–207. doi:0014-2999(95)00703-2 [pii]10.1016/0014-2999(95)00703-2

Hatzoglou A, Bakogeorgou E, Hatzoglou C, Martin PM, Castanas E (1996b) Antiproliferative and receptor binding properties of alpha- and beta-casomorphins in the T47D human breast cancer cell line. Eur J Pharmacol 310:217–223

Howe LR, Brown PH (2011) Targeting the her/egfr/erbb family to prevent breast cancer. Cancer Prev Res (Phila) 4:1149–1157. doi:4/8/1149 [pii]10.1158/1940-6207.CAPR-11-0334

Kajdaniuk D, Marek B, Swietochowska E, Ciesielska-Kopacz N, Buntner B (2000) Is positive correlation between cortisol and met-enkephalin concentration in blood of women with breast cancer a reaction to stress before chemotherapy administration? Pathophysiology 7:47–51

Kato S, Endoh H, Masuhiro Y, Kitamoto T, Uchiyama S, Sasaki H, Masushige S, Gotoh Y, Nishida E, Kawashima H, Metzger D, Chambon P (1995) Activation of the estrogen receptor through phosphorylation by mitogen-activated protein kinase. Science 270:1491–1494

Khan SA, Rogers MA, Obando JA, Tamsen A (1994) Estrogen receptor expression of benign breast epithelium and its association with breast cancer. Cancer Res 54:993–997

Koo KL, Tejwani GA, Abou-Issa H (1996) Relative efficacy of the opioid antagonist, naltrexone, on the initiation and promotion phases of rat mammary carcinogenesis. Anticancer Res 16:1893–1898

Korach KS, Emmen JM, Walker VR, Hewitt SC, Yates M, Hall JM, Swope DL, Harrell JC, Couse JF (2003) Update on animal models developed for analyses of estrogen receptor biological activity. J Steroid Biochem Mol Biol 86:387–391. doi:S0960076003003480 [pii]

Krege JH, Hodgin JB, Couse JF, Enmark E, Warner M, Mahler JF, Sar M, Korach KS, Gustafsson JA, Smithies O (1998) Generation and reproductive phenotypes of mice lacking estrogen receptor beta. Proc Natl Acad Sci U S A 95:15677–15682

Kugawa F, Arae K, Ueno A, Aoki M (1998) Buprenorphine hydrochloride induces apoptosis in ng108-15 nerve cells. Eur J Pharmacol 347:105–112. doi:S0014-2999(98)00080-6 [pii]

Lennon FE, Mirzapoiazova T, Mambetsariev B, Salgia R, Moss J, Singleton PA (2012) Overexpression of the mu-opioid receptor in human non-small cell lung cancer promotes Akt and mTOR activation, tumor growth, and metastasis. Anesthesiology. doi:10.1097/ALN.0b013e31824babe2

Lissoni P, Malugani F, Bordin V, Conti A, Maestroni G, Tancini G (2002) A new neuroimmunotherapeutic strategy of subcutaneous low-dose interleukin-2 plus the long-acting opioid antagonist naltrexone in metastatic cancer patients progressing on interleukin-2 alone. Neuro Endocrinol Lett 23:255–258

Lubahn DB, Moyer JS, Golding TS, Couse JF, Korach KS, Smithies O (1993) Alteration of reproductive function but not prenatal sexual development after insertional disruption of the mouse estrogen receptor gene. Proc Natl Acad Sci U S A 90:11162–11166

Lunzer MM, Yekkirala A, Hebbel RP, Portoghese PS (2007) Naloxone acts as a potent analgesic in transgenic mouse models of sickle cell anemia. Proc Natl Acad Sci U S A 104:6061–6065. doi:0700295104 [pii]10.1073/pnas.0700295104

Maneckjee R, Minna JD (1992) Nonconventional opioid binding sites mediate growth inhibitory effects of methadone on human lung cancer cells. Proc Natl Acad Sci U S A 89:1169–1173

Mangelsdorf DJ, Thummel C, Beato M, Herrlich P, Schutz G, Umesono K, Blumberg B, Kastner P, Mark M, Chambon P, Evans RM (1995) The nuclear receptor superfamily: the second decade. Cell 83:835–839. doi:0092-8674(95)90199-X [pii]

Massarweh S, Osborne CK, Creighton CJ, Qin L, Tsimelzon A, Huang S, Weiss H, Rimawi M, Schiff R (2008) Tamoxifen resistance in breast tumors is driven by growth factor receptor signaling with repression of classic estrogen receptor genomic function. Cancer Res 68:826–833. doi:68/3/826 [pii]10.1158/0008-5472.CAN-07-2707

Mathew B, Lennon FE, Siegler J, Mirzapoiazova T, Mambetsariev N, Sammani S, Gerhold LM, LaRiviere PJ, Chen CT, Garcia JG, Salgia R, Moss J, Singleton PA (2011) The novel role of the mu opioid receptor in lung cancer progression: a laboratory investigation. Anesth Analg 112:558–567. doi:ANE.0b013e31820568af [pii]10.1213/ANE.0b013e31820568af

McLaughlin PJ, Zagon IS (2012) The opioid growth factor-opioid growth factor receptor axis: Homeostatic regulator of cell proliferation and its implications for health and disease. Biochem Pharmacol 84:746–755

Moss J, Rosow CE (2008) Development of peripheral opioid antagonists' new insights into opioid effects. Mayo Clin Proc 83:1116–1130. doi:S0025-6196(11)60617-4 [pii]10.4065/83.10.1116

Nilsson S, Koehler KF, Gustafsson JA (2011) Development of subtype-selective oestrogen receptor-based therapeutics. Nat Rev Drug Discov 10:778–792. doi:nrd3551 [pii]10.1038/nrd3551

Panagiotou S, Hatzoglou A, Calvo F, Martin PM, Castanas E (1998) Modulation of the estrogen-regulated proteins cathepsin D and pS2 by opioid agonists in hormone-sensitive breast cancer cell lines (MCF7 and T47D): evidence for an interaction between the two systems. J Cell Biochem 71:416–428. doi:10.1002/(SICI)1097-4644(19981201)71:3<416::AID-JCB10>3.0.CO;2-Y [pii]

Power I (2011) An update on analgesics. Br J Anaesth 107:19–24. doi:aer126 [pii]10.1093/bja/aer126

Ring A, Dowsett M (2004) Mechanisms of tamoxifen resistance. Endocr Relat Cancer 11:643–658

Sinchak K, Micevych PE (2001) Progesterone blockade of estrogen activation of mu-opioid receptors regulates reproductive behavior. J Neurosci 21:5723–5729. doi:21/15/5723 [pii]

Singleton PA, Lingen MW, Fekete MJ, Garcia JG, Moss J (2006) Methylnaltrexone inhibits opiate and VEGF-induced angiogenesis: role of receptor transactivation. Microvasc Res 72:3–11. doi:S0026-2862(06)00043-4 [pii]10.1016/j.mvr.2006.04.004

Singleton PA, Garcia JG, Moss J (2008) Synergistic effects of methylnaltrexone with 5-fluorouracil and bevacizumab on inhibition of vascular endothelial growth factor-induced angiogenesis. Mol Cancer Ther 7:1669–1679

Singleton PA, Mambetsariev N, Lennon FE, Mathew B, Siegler JH, Moreno-Vinasco L, Salgia R, Moss J, Garcia JG (2010) Methylnaltrexone potentiates the anti-angiogenic effects of mTOR inhibitors. J Angiogenes Res 2:5. doi:2040-2384-2-5 [pii]10.1186/2040-2384-2-5

Stephenson EJ, Gupta K (2006) Existence and modus operandi of opioid receptors in endothelium. In: Aird W (ed) The endothelium: a comprehensive reference. Cambridge University Press, Cambridge, MA, pp 451–460

Tegeder I, Grosch S, Schmidtko A, Haussler A, Schmidt H, Niederberger E, Scholich K, Geisslinger G (2003) G protein-independent g1 cell cycle block and apoptosis with morphine in adenocarcinoma cells: involvement of p53 phosphorylation. Cancer Res 63:1846–1852

Tsunashima K (1982) Anticancer effect of naloxone. Proc Jpn Cancer Assoc 425

Vogel VG, Costantino JP, Wickerham DL, Cronin WM, Cecchini RS, Atkins JN, Bevers TB, Fehrenbacher L, Pajon ER, Wade JL 3rd, Robidoux A, Margolese RG, James J, Runowicz CD, Ganz PA, Reis SE, McCaskill-Stevens W, Ford LG, Jordan VC, Wolmark N (2010) Update of the national surgical adjuvant breast and bowel project study of tamoxifen and raloxifene (STAR) P-2 trial: preventing breast cancer. Cancer Prev Res (Phila) 3:696–706. doi:1940-6207.CAPR-10-0076 [pii]10.1158/1940-6207.CAPR-10-0076

Wu Q, Chambliss K, Umetani M, Mineo C, Shaul PW (2011) Non-nuclear estrogen receptor signaling in the endothelium. J Biol Chem 286:14737–14743. doi:R110.191791 [pii]10.1074/jbc.R110.191791

Zagon IS, McLaughlin PJ (1983a) Naltrexone modulates tumor response in mice with neuroblastoma. Science 221:671–673

Zagon IS, McLaughlin PJ (1983b) Opioid antagonists inhibit the growth of metastatic murine neuroblastoma. Cancer Lett 21:89–94

Zagon IS, McLaughlin PJ (1987) Modulation of murine neuroblastoma in nude mice by opioid antagonists. J Natl Cancer Inst 78:141–147

Zagon IS, Donahue RN, McLaughlin PJ (2009) Opioid growth factor-opioid growth factor receptor axis is a physiological determinant of cell proliferation in diverse human cancers. Am J Physiol Regul Integr Comp Physiol 297:R1154–R1161

第三章
吗啡和免疫抑制在肿瘤生长和转移中的作用

Lisa Koodie，Sabita Roy

摘　要　吗啡被认为是用于癌症和非癌症（神经病理性，外科手术）疼痛管理的高效镇痛剂。癌症患者在疾病的不同阶段，肿瘤生长和进展期间，手术切除甚至终末期姑息治疗中都可以使用吗啡。已经证明吗啡可以抑制免疫细胞活化、功能和细胞因子分泌。在肿瘤生长过程中，虽然最初的免疫细胞浸润在破坏应激的肿瘤细胞中可能是有益的，但是长期的积累会导致免疫应答的抑制，血管生成的增加，肿瘤的生长以及转移。本章的目的是总结吗啡与肿瘤转移相关的免疫抑制作用。我们认为吗啡的作用与肿瘤细胞的增殖和生长有关，免疫细胞促进肿瘤微环境中血管的生成和细胞外基质的重塑。

关键词　免疫抑制·巨噬细胞·肥大细胞·吗啡·髓系抑制细胞·自然杀伤细胞·嗜中性粒细胞·T细胞

缩写词

CTL	细胞毒性 T 淋巴细胞
ELISA	酶联免疫吸附试验
fMLP	甲酰 – 甲硫氨酰 – 亮氨酰 – 苯丙氨酸
HSV–1	单纯疱疹病毒 1 型
HPA	下丘脑垂体轴
HIF1α	缺氧诱导型转录因子
IgG	免疫球蛋白 –G
iNOS	诱导型一氧化氮合成酶
IL	白介素
KC/CXCL1	角质形成细胞来源的细胞因子

LPS	脂多糖
MIP	巨噬细胞炎症蛋白
MMP	基质金属蛋白酶
MAPK	丝裂原活化蛋白激酶
MOR	μ- 阿片受体
MDSC	髓系抑制细胞
MSC	骨髓抑制细胞
NOP	非经典伤害感受肽 / 孤儿肽 FQ 受体
NF-κB	核因子 κB
RANTES	调节活化正常 T 细胞表达
SCF	干细胞因子
SDF-1	基质衍生因子 1
Th1	Th1 细胞
Th2	Th2 细胞
TGF-β	转化生长因子 β
TNF-α	肿瘤坏死因子 α
VCAM-1	血管细胞黏附分子 -1
VEGF	血管内皮生长因子

3.1 引言

　　吗啡通过直接和间接两种作用产生免疫抑制。吗啡可以直接作用于表达阿片受体的免疫细胞，还可以间接作用于中枢神经系统，并通过下丘脑垂体轴（HPA）激活。迄今为止，吗啡被认为是用于癌症和非癌症（神经病理性，外科手术）疼痛管理的高效镇痛剂。癌症患者在疾病的不同阶段，肿瘤生长和进展期间，手术切除甚至终末期姑息治疗中都可以服用吗啡。重要的是，并不是所有的阿片类药物都具有相同的免疫抑制水平。例如，强效阿片类药物芬太尼比丁丙诺啡（一种具有较弱免疫抑制作用的部分激动剂）表现出更强大的免疫抑制作用。类似地，氢吗啡酮和羟考酮似乎对免疫抑制没有影响（Pergolizzi 等，2009；Güttler 和 Sabatowski，2008）。另一方面，其他阿片激动剂如曲马朵已被证明具有免疫激活作用（Shirzad 等，2009）。本章的目的是总结吗啡与肿瘤生长和转移相关的免疫抑制作用。

3.2　肿瘤细胞转移的主要因素

有超过 100 种不同类型的癌症,每种癌症都以其细胞来源命名,但其特征相似—为生长失控的细胞。尽管这种失控的增殖在癌症发展的早期阶段,由于最初的细胞死亡而平衡,但在某些情况下,平衡倾向于细胞增殖,并形成大量细胞,通常被称为实体瘤。肿瘤进一步细分为良性或恶性。良性肿瘤的特征是细胞的生长潜力有限,通常停留在原发部位。在恶性肿瘤的情况下,肿瘤细胞通过血液和淋巴系统从原发部位移动,侵入其他健康器官。当肿瘤成功扩散并生长时,也就是说已经转移或发生了转移。肿瘤细胞分泌的趋化因子吸引骨髓,髓系白细胞,最终促进血管生成,形成的血管为肿瘤细胞转移的主要途径。

免疫系统在肿瘤生长中具有双重作用。Rudolf Virchow 是首位在肿瘤组织中观察到白细胞浸润丰富的科学家。在肿瘤生长的早期阶段,免疫细胞能够识别应激的肿瘤细胞,并促使有效的免疫应答导致肿瘤细胞死亡。在躲过这种免疫监视并生长超出 $1\sim2mm^3$ 的实体肿瘤中,由于缺氧诱导的肿瘤细胞生长因子分泌,形成新的血管,称为血管生成(Ye 等,2010;Lewis 和 Murdoch,2005)。快速的癌细胞增殖最终决定肿瘤的生长程度。因此,任何细胞生长减少都会降低实体瘤形成的速度。如果肿瘤没有超出引起血管生成的必需大小,那么转移是不大可能的。在下一节中,我们将回顾目前文献研究吗啡对癌细胞增殖和肿瘤生长影响的现状。

3.3　吗啡对癌细胞增殖和肿瘤生长的影响

吗啡对体外肿瘤细胞增殖的影响取决于细胞类型和所测的吗啡浓度。吗啡($10\mu M$)抑制体外乳腺癌细胞 MCF-7 和 MDA-MB231 的增殖,$>500\mu M$ 时增加细胞死亡。当将 MCF-7 和 MDA-MB231 皮下注射到裸鼠中时,吗啡还能抑制肿瘤生长,但对人结肠腺癌Ⅱ级细胞系 HT-29 无影响(Tegederet 等,2003)。虽然 MCF-7 和 MDA-MB231 细胞通过经典阿片受体的信号级联激活对吗啡作出反应,但吗啡诱导的对肿瘤细胞增殖和生长的抑制与该途径无关,因为它们不能被纳洛酮或百日咳毒素逆转。认为吗啡抑制 MCF-7 和 MDA-MB231 中的肿瘤细胞增殖和生长是由于增加了肿瘤抑制蛋白 p53 的激活,从而增加了死亡蛋白 p21、Bax 和死亡受体 Fas。此外,阻断 Fas 或抑

制半胱天冬酶 8 可部分减弱吗啡诱导的 MCF-7 和 MDA-MB231 细胞的凋亡
（Tegeder 等，2003）。相比之下，研究发现 HT-29 细胞表达显性抑制 p53，并且
在吗啡治疗后不能增加 GTP 酶活性。

在另一项研究中，当 MDA-MB-231（雌激素阳性）和 MCF7（雌激素阴
性）乳腺癌细胞在 10~100ng/ml 的吗啡中培养时，观察到细胞增殖超出控制
（Ecimovic 等，2011）。在本研究中，作者评估了在吗啡存在下 NET1 的表达。
NET1 的基因产物在肌动蛋白重组中具有关键作用，并且在乳腺癌和胃腺癌细
胞中过度表达，这可能有助于增加肿瘤的迁移和侵袭。这些研究表明，吗啡增
加 NET1 基因的表达，以及在一项体外趋化性试验中增加乳腺癌细胞的迁移
（使用胎牛血清作为化学引诱物）。沉默 RNA 到 NET1 消除吗啡诱导的细胞
迁移增加。有趣的是，当研究人员使用实时 PCR 来评估阿片受体的表达时，
他们发现非经典痛敏肽 / 孤啡肽 FQ（NOP）受体在 MCF-7 细胞中表达，δ 阿片
受体在 MDA-MB-231 细胞中表达。然而，其他经典阿片类受体，即 μ 或 κ 阿片
受体不存在。值得注意的是，这些研究者没有测量 NET1 的蛋白质水平，并且
缺乏 μ 阿片受体，使得将这些结果完全外推到临床环境中变得困难。Hatsukari
及其同事进行的体外研究显示，吗啡（10μM）在临床相关浓度（0.9~3.4mM）内
诱导早期凋亡标志物（如膜联蛋白 V），并降低 HL-60（人类早幼粒细胞白血病
细胞）和 A549（人肺腺癌上皮细胞系）中的细胞活力，同时造成 MCF-7 细胞坏
死。此外，这些作用是可被纳洛酮逆转的（Hatsukari 等，2007）。

总而言之，这些研究表明，吗啡可能在肿瘤微环境中对肿瘤细胞产生直接
影响。凋亡和坏死的肿瘤细胞最终会吸引炎症细胞，去除死亡的肿瘤细胞。
趋化的炎症细胞虽然在去除死亡肿瘤细胞方面有益处，但也能从缺氧的肿瘤
细胞获得线索，在进展的实体瘤中促进血管生成。

3.4　促进肿瘤生长和转移的免疫细胞

吗啡可调节先天性和获得性免疫系统细胞的功能和细胞内信号。吗啡能
够在体外抑制许多先天性和适应性的免疫细胞功能。许多研究已经确定了涉
及吗啡诱导免疫抑制的重要的细胞内信号通路（Roy 等综述，2011）。

3.4.1　骨髓抑制细胞

髓系抑制细胞或骨髓抑制细胞（MDSC，MSCs）通过促血管生成因子（血

管内皮生长因子, VEGF), 酶类如基质金属蛋白酶(MMP)以及趋化因子的分泌, 在癌症侵袭和转移中起关键作用。在实体瘤的缺氧区, 诱导了肿瘤细胞表达缺氧诱导因子(HIF)1α。HIF-1α 是缺氧诱导的转录因子, 其蛋白质稳定性和基因调控介导肿瘤细胞分泌基质衍生因子-1(SDF-1)、干细胞因子(SCF)、CXCL5 和 CCL2。已在人类头部和颈部癌, 肾细胞癌, 非小细胞肺癌, 结肠癌和乳腺癌, 结直肠癌, 恶性黑素瘤, 肝细胞癌, 胰腺癌, 霍奇金淋巴瘤, 非霍奇金淋巴瘤, 甚至多发性骨髓瘤中发现 MSCs(Ye 等, 2010; Tadmoret 等, 2011)。MSC 是单核细胞和粒细胞的一个异质群体, 包括不同分化阶段的未成熟巨噬细胞, 树突细胞, 嗜中性粒细胞和其他骨髓细胞(Ye 等, 2010)。已经证明致敏性单核细胞和未成熟嗜中性粒细胞能抑制 T 细胞应答(Movahedi 等, 2008)。用针对 SCF 的 siRNA 处理小鼠的皮下肿瘤细胞, 从而敲除 SCF 在小鼠中的表达, 导致 MSC 扩增的减少和肿瘤浸润 T 细胞增殖能力的恢复(Pan 等, 2008)。

目前还没有研究吗啡对 MSC 在肿瘤部位形成、迁移和建立的影响。

3.4.2 巨噬细胞

肿瘤相关巨噬细胞和 M2 巨噬细胞分泌细胞因子(白介素 IL-10)和生长因子(转化生长因子 β)并发挥免疫抑制行为。与 M2 相反, M1 巨噬细胞是免疫刺激的, 并且分泌因子如 NO(来自诱导型一氧化氮合酶(iNOS)), IL-12 和促进肿瘤细胞死亡的肿瘤坏死因子(Vasievich 和 Huang, 2011; Tadmor 等, 2011)。M2 巨噬细胞分泌促血管生成因子(如血管内皮生长因子-VEGF), 促进在肿瘤微环境中分化并参与血管生成的单核细胞的进一步募集(Murdoch 等, 2008)。单核细胞衍生的巨噬细胞一旦进入肿瘤部位就分泌出另外的生长因子, 但这些因子在肿瘤微环境中的初始表达主要来自缺氧肿瘤细胞和(或)内皮细胞。

研究显示急性吗啡治疗人类巨噬细胞导致暂时性的抑制巨噬细胞的迁移和增加 iNOS 的产生(Stefano 等, 2001)。小鼠研究显示, 是吗啡而不是皮质酮激活巨噬细胞一氧化氮的产生(Wang 等, 2002)。吗啡戒断降低体外小鼠脾脏巨噬细胞对绵羊红细胞的噬斑形成细胞反应(Rahim 等, 2005)。有趣的是, 在小鼠白血病单核巨噬细胞系 RAW 264 细胞中, 转染与萤火虫荧光素酶连接的人 VEGF 启动子, 炎症介质和缺氧增加荧光素酶表达, 表明 VEGF 启动子的活化作为对这种刺激的反应。然而, 吗啡预处理显著降低了在炎症介质或缺氧刺激下的启动子活化(Martin 等, 2010)。通过评估 VEGF 蛋白分泌证实了该结果。酶联免疫吸附测定（ELISA）证实在炎症介质刺激下 RAW264 细胞分泌 VEGF，而吗啡预处理可降低该反应。尽管尚未确立或证实吗啡的这些作用是否通过 μ 阿片受体（MOR），但吗啡预处理后，破坏了缺氧诱导的 HIF1α 蛋白，该蛋白定位于细胞核（介导 VEGF 转录和分泌）（Martin 等，2010）。这些结果为吗啡抑制巨噬细胞中缺氧诱导的 VEGF 表达提供了分子基础。

　　将含有炎症或肿瘤细胞衍生化学引诱物的惰性聚乙烯醇海绵植入小鼠皮下，发现吗啡可以减弱其的单核细胞（Ly6C，Tie2）、嗜中性粒细胞（Ly6G，Gr1）和巨噬细胞（F4/80）募集（Martin 等，2010，Koodie L 未发表的数据）。吗啡对外周巨噬细胞和脑相关小胶质细胞（脑巨噬细胞）迁移的影响是与转移相关的另一个需要解决的问题。减少巨噬 – 单核细胞迁移至肿瘤将潜在地减少血管生成，从而减少肿瘤转移。已经表明吗啡在体外可以减少巨噬细胞和小胶质细胞向趋化因子的迁移。吗啡处理可钝化通过人类小胶质细胞的原代培养物对炎症介质［脂多糖（LPS），IL–1b］的反应而产生的调节活化正常 T 细胞表达和分泌的趋化因子（RANTES），以及小胶质细胞对 RANTES 的趋化性。纳洛酮和 β–FNA（一种 M 亚型阿片受体阻断剂）可逆转这种作用，表明 μ 阿片受体参与了此作用（Hu 等，2000）。在尿路感染模型中，一项体外趋化性实验和活体腹腔内实验中，吗啡治疗增加了小鼠骨髓细胞的凋亡，抑制了巨噬细胞的迁移（Malik 等，2002）。

　　未分化的循环单核细胞在肿瘤微环境中分化成巨噬细胞的能力也可能代表血管生成的主要方面。在体外，PMA 可以诱导 THP–1 单核细胞分化为巨噬细胞，并增加其对底物的黏附和迁移能力（Hatsukari 等，2006）。吗啡可以阻止这种单核巨噬细胞的分化，因为吗啡的存在钝化了 PMA 刺激 THP–1 分化，黏附和迁移的作用。（Hatsukari 等，2006）。

　　总之，急性和慢性吗啡治疗甚至停药均可对巨噬细胞功能和生长因子的表达产生抑制作用。血管生成是肿瘤转移的主要途径，吗啡可能阻止巨噬细胞促进血管生成的作用，因此可能有助于减少肿瘤转移，虽然有必要进行更直接的研究。

3.4.3　嗜中性粒细胞

　　嗜中性粒细胞分泌的细胞因子和趋化因子促进炎症细胞的募集和活化。嗜中性粒细胞产物如 VEGF，活性氧和 MMPs 在多个方面影响肿瘤细胞生长，血管生成和转移（Gregory 和 Houghton 综述，2011）。关于吗啡在肿瘤生长和转移的背景下，对嗜中性粒细胞直接作用的文献是有限的。独立研究者使用不同的感染模型进行的研究表明,由于嗜中性粒细胞募集不良,与盐水相比,吗啡可增加小鼠的细菌扩散,减少细菌的清除(Wang,2005;Breslow 等,2011)。针对鼻内肺炎链球菌,吗啡显著降低了支气管肺泡灌洗液和肺组织中的 TNF-α、IL-1、IL-6、MIP-2 和 KC/CXCL1(Wang 等,2005)。针对腹腔内鲍曼不动杆菌,吗啡降低嗜中性粒细胞诱导分子、IL-17A 和 KC/CXCL1 的表达,增强了这种感染(Breslow 等,2011)。

在肿瘤切除之前、之中和之后给予吗啡。在小鼠切口模型中,急性给予吗啡减少了切口处中性粒细胞浸润,降低了 IL-1β、IL-6、TNF-α、GCSF 和 KC/CXCL1 的量(Clark 等,2007)。类似地,在 Fischer 344 和 Lewis 大鼠中,吗啡减少了角叉菜胶诱导的后爪肿胀和髓过氧化物酶(主要在中性粒细胞单核细胞中表达),但没有显著改变循环细胞因子(Fecho 等,2007)。研究吗啡对 IL-8 的嗜中性粒细胞趋化性的直接作用的体外模型显示,吗啡可抑制 IL-8 诱导的人新生儿嗜中性粒细胞的趋化性,这是 IL-8 受体表达下调的结果,但这种影响在成人嗜中性粒细胞中未观察到(Yossuck 等,2008)。在吗啡影响猴 IL-8 的嗜中性粒细胞趋化性和 RANTES 作为化学引诱物的猴单核细胞趋化性研究中,也观察到了类似的结果(Miyagi 等,2000;Choi 等,1994)。

研究表明转录因子核因子 κB(NF-κB)的活化是吗啡诱导的中性粒细胞和单核细胞免疫抑制的机制之一。NF-κB 在 LPS 诱导的炎症反应和白细胞活化中是必需的。吗啡在人单核细胞和嗜中性粒细胞中抑制 LPS 诱导的 NF-κB 的活化,这种作用可被纳洛酮逆转。吗啡对 NF-κB 核结合的影响与用 NO 供体观察到的结果相似,已证明 NOS 抑制剂可消除吗啡对 NF-κB 活化的抑制作用(Welters 等,2000a)。抑制人嗜中性粒细胞中补体和 Fc-γ 受体表达的是吗啡而不是芬太尼(Welters 等,2000b)。

嗜中性粒细胞可以通过脱颗粒致肿瘤细胞死亡而潜在地参与肿瘤生长,但是在受压或缺氧细胞积累的环境中促进肿瘤生长、血管生成和转移。吗啡对嗜中性粒细胞功能和迁移的抑制作用可能潜在地减少血管生成和转移。

3.4.4 T 细胞

淋巴细胞也浸润实体瘤。肿瘤浸润性 T 细胞对肿瘤生长的作用取决于查询中的亚组、肿瘤类型、CD4+:CD8+ 比例和肿瘤内的位置(近上皮细胞与癌基质内)。CD8+T 细胞浸润到肿瘤或转移部位通常与良性结果有关,而 CD4+T 细胞则相反,预后差(Talmadge,2011)。在胰腺导管腺癌、肾透明细胞癌、肝癌、皮肤黑色素瘤、非小细胞肺癌、卵巢癌和结肠直肠癌中已发现 T 细胞。肿瘤源性趋化因子抑制未成熟的 MSCs 激活 T 细胞。在肿瘤内,MSCs 增加其分泌 IL-10、TGF-β 和 iNOS,这些因子抑制 T 细胞循环和增殖(Talmadge,2011)。肿瘤内的 T 细胞对抗原反应较差,降低了其杀死肿瘤细胞的能力。

慢性吗啡治疗和 CD3/28 的激活可上调 T 细胞的表达 μ 阿片受体(Campana 等,2010;Brner 等,2008)。通过对 MOR 的作用,吗啡通过对钙和丝裂原活化蛋白激酶(MAPK)激活的影响抑制 CD3/CD28 诱导的 IL-2 基因表达和蛋白质分泌(Liu 等,2006;Wang 等,2007;Brner 等,2008,2009)。在脾脏 T 淋巴细胞中 CD3/CD28 的抗体活化增加 IL-4 启动子的活性,增加体外 IL-4 蛋白质的分泌。慢性吗啡治疗在抗体诱导的 CD3/CD28 活化后协同增加 IL-4 启动子的活性和蛋白质分泌,导致 Th2 细胞的分化(Roy 等,2005;Greeneltch 等,2005;Azarang 等,2007)和在 Fas/FasL 依赖机制中 Th1 细胞的杀伤优先增强(Greeneltch 等,2005)。

IL-2 是由活化的 CD4+T 细胞表达的细胞因子。IL-2 促进幼稚 T 细胞的增殖和 CD8+T 细胞的扩增,诱导调节性 T 细胞的分化,促进细胞毒性 T 淋巴细胞的发育。根据细胞因子环境的不同,IL-2 可以促进 Th-1 分化,但可抑制 Th-17 的分化。表达 IL-2 受体家族蛋白的细胞包括 T 细胞,B 细胞,NK 细胞和嗜中性粒细胞,它们可对 IL-2 信号产生应答(Liao 等,2011)。IL-4 是首个被认为能够刺激 B 细胞增殖和 IgG 类别转换的 T 细胞分泌因子。IL-4 同时具有抗肿瘤和促肿瘤的活性。IL-4 的促肿瘤作用包括促进肿瘤相关的巨噬细胞活性,促进血管生成(通过上调可溶性血管细胞黏附分子 -1(VCAM-1)的能力),减缓 T 细胞介导的肿瘤细胞免疫,减少一些肿瘤中肿瘤细胞的凋亡,促进细胞增殖。IL-4 的抗肿瘤作用包括募集和活化固有免疫细胞(嗜中性粒细胞,嗜酸性粒细胞和树突状细胞),增强 CD8+T 细胞 - 抗肿瘤免疫,诱导肿瘤细胞凋亡,以及通过对内皮细胞的直接作用或对肿瘤间质成纤维细胞的间接作用而抑制血管生成(Wang 和 Joyce,2010)。

在进行胃癌手术的患者中,与仅用曲马朵,或曲马朵联合氯诺昔康相比,静脉给予吗啡可以缓解疼痛。对患者外周血淋巴细胞亚群分析显示,接受不同药物治疗的患者基线无差异。手术本身减少了各组患者的总淋巴细胞数。然而,从术后 90 分钟到术后 48 小时,接受吗啡治疗的患者 T 淋巴细胞数与基线相比显著减少(CD3+;CD3+/CD4+;CD3+/CD4:CD3/CD8+),CD3/CD8+ 淋巴细胞有轻微但不显著的增加。与曲马朵相比,接受吗啡治疗的患者 NK 细胞和活化的淋巴细胞数也较低(Wang 等,2006)。吗啡可抑制人细胞毒性 T 淋巴细胞的产生,但在体外能增强抗人 T 淋巴细胞病毒Ⅰ型(HTLV-I)诱导的 T 细胞白血病细胞的溶细胞活性(Fugetta 等,2005)。在单纯疱疹病毒 1 型(HSV-1)感染模型中,发现急性给予吗啡可显著降低 CTL 的活性,淋巴细胞的增殖和 IFN-γ 的产生（Mojadadi 等，2009）。细胞溶解活性的降低可能潜在地增加肿瘤的生长以及转移。在体外用小鼠脾细胞和新鲜分离的人外周血淋巴细胞的 T 细胞杂交瘤试验显示，吗啡通过阿片受体（纳洛酮可逆转）显著增加 Fas 的表达，从而增加 T 细胞的凋亡，促进其免疫抑制作用（Yin 等，1999）。Fas 死亡受体和 Fas 配体与吗啡诱导的免疫抑制密切相关（Greeneltch 等，2005；Yin 等，2006）。相比之下，使用新鲜分离的人外周血淋巴细胞的研究显示，在体外 48 小时的吗啡治疗不足以诱导产生 Fas，Bcl-2 或半胱天冬酶 -3 的活性（Ohara 等，2005）。

吗啡能够使平衡向 Th2 应答转变，减少 Th1 应答，这表明有效的肿瘤细胞杀伤减少，但可能增加 B 细胞抗体应答。手术可调节淋巴细胞水平，给予吗啡进行疼痛管理可减少循环的 CD4+T 细胞，而对 CD8 +T 细胞几乎没有影响。用吗啡进行疼痛管理的患者可能暴露于高浓度，可能会出现戒断症状，或在高浓度与低浓度之间循环。吗啡诱导的免疫抑制的确切机制尚不清楚，可能在免疫细胞类型和环境之间有所不同。活体模型的研究表明慢性吗啡治疗可导致胸腺和脾脏萎缩（Sedqi 等，1995；Freier 和 Fuchs，1993）。急性给予吗啡诱导的免疫抑制作用与慢性作用和戒断效应不同。长期吗啡治疗，戒断和吗啡耐受对细胞毒性 CD8+ 淋巴细胞功能的影响，及其与肿瘤进展的关系仍有待研究。

3.4.5　自然杀伤细胞

在几种小鼠模型中，NK 细胞通过发挥直接细胞毒作用，增强肿瘤细胞凋亡，分泌促进适应性免疫应答的免疫刺激细胞因子，抑制肿瘤细胞增殖和血管生成，已经表现出抑制肿瘤生长和转移的能力，（Levy 等综述，2011）。在人类研究中，低 NK 细胞活性通常与转移增加相关（Franchi 等，2007）。除 CD4+/CD8+T 细胞外，骨髓抑制细胞与 NK 细胞相互作用。已经表明 NK 细胞通过分泌 IL-13 参与肿瘤的抑制。IL-13 有助于 MSC 抑制调节 T 细胞的形成。通过抑制巨噬细胞 IL-12 和 TGFβ 的产生是 MSCs 调节 NK 细胞活性的另一种机制。NK 细胞的适应性细胞转移或抗体刺激已成为抑制癌症进展的一个有吸引力的策略（Levy 等，2011）。

食管癌手术后给予高剂量芬太尼的患者与手术前相比，术后外周血的 NK 细胞数量减少。术后 24~48 小时，高剂量芬太尼（20μg/ml）比较低剂量（5~10μg/ml）产生更强的抑制作用（Li 等，2003）。在啮齿动物中，手术应激本身与 NK 细胞活性降低和肿瘤细胞转移增加密切相关。在手术应激的小鼠模型中,吗啡和芬太尼与丁丙诺啡相比,刺激下丘脑垂体肾上腺(HPA)轴,降低NK 细胞活性,而对应激引起的肿瘤转移无影响。与吗啡和芬太尼不同,丁丙诺啡逆转了手术应激引起的肿瘤转移增加(Franchi 等,2007)。当在大鼠中脑导水管周围灰质中应用吗啡时,观察到类似的结果。与盐水注射的小鼠相比,吗啡处理的小鼠表现出脾 NK 细胞的细胞毒活性受到了抑制(Liang-Suo 等,2002)。

　　吗啡对手术应激期间 MADB106 腺癌细胞转移到肺的影响的研究结果相矛盾,这使得难以评估吗啡对 NK 细胞控制肿瘤细胞转移能力的潜在作用。在一项研究中,吗啡显著降低了正常大鼠的 NK 细胞的细胞毒性,并没有预防手术引起的免疫抑制,如曲马朵所示(Gaspani 等,2002)。在另一项研究中,仅在氟烷麻醉下进行的开腹手术将肺内肿瘤滞留量提高到 17 倍,当与布比卡因和吗啡联合时,其减少。吗啡联合氟烷全身麻醉降低了手术的影响,但布比卡因和吗啡联合氟烷麻醉时降低的程度更多(Bar-Yosef 等,2001)。在一个猕猴模型中,在吗啡依赖期间观察到 NK 细胞的绝对数量和百分比显著降低(慢性治疗数月)。有趣的是,与吗啡依赖相比,催促戒断或吗啡戒断(24 小时)显著增加了 NK 细胞的百分比(Weed 等,2006)。

　　在生长的肿瘤中增加 NK 细胞的功能和募集可能有助于控制肿瘤细胞增殖和血管生成。吗啡对术后 NK 细胞数量的不同影响,可以潜在地减弱免疫监视,增加转移机会。我们所了解的吗啡对 NK 细胞的影响大部分来自于非人类模型,为了进一步了解吗啡对 NK 细胞功能的影响有必要进行更多的研究。

3.4.6　肥大细胞

　　肥大细胞对癌症转移的确切作用尚未完全了解。已经发现肥大细胞在实体瘤的外围累积,如口腔鳞状细胞癌(Kalra 等,2011)、结肠癌(Xia 等,2011)、皮肤黑素瘤(Maltby 等,2011)、宫颈癌(Diaconu 等,2011)、胰腺导管腺癌(Cai 等,2011)、子宫内膜样腺癌(Pansrikaew 等,2010)、乳腺癌(Xiang 等,2010)和胃癌(Ribatti 等,2010)。虽然肥大细胞在肿瘤外围的确切功能仍有争议,但它可能依赖于癌细胞的起源和趋化因子的环境。肥大细胞对肿瘤细胞具有细胞毒性,但也含有组胺、肝素、蛋白酶和 MMPs,而这些物质共同促进细胞外基质重塑和新生血管形成。在生理上,肥大细胞起源的 MMPs 的蛋白水解重塑功能在发育组织的形态发生,组织修复和血管生成中是必需的。然而,MMPs 的过度释放会导致组织最终破坏,进而形成适合肿瘤细胞转移的环境。

　　在含有大量肥大细胞的小鼠中,急性给予吗啡可增加肥大细胞的增殖并在体内腹腔募集应答酵母聚糖(Wypasek 等,2011)。吗啡还可诱导来自 CBA 小鼠的肥大细胞释放组胺,而对 SWISS 小鼠的肥大细胞无此作用(Stankiewicz 等,2004)。在使用 LPS 作为炎症刺激的研究中,吗啡减少了肥大细胞 LPS 诱导的 TNFα 的分泌,而没有减少 CCL2 的分泌(Madera-Salcedo 等,2011)。肥大细胞分泌 TNFα 会影响内皮细胞信号的转导,从而使更多白细胞有效地从循环转移到组织中。吗啡和可待因可诱导肥大细胞脱颗粒,与 μ 阿片受体信号传导无关。体外研究比较可待因和哌替啶这两种阿片类药物表明,是可待因在治疗后 30 分钟内激活人肥大细胞(LAD2 细胞系,CD34+ 细胞)脱颗粒,而不是哌替啶。在 3h 和 8h,不同于哌替啶,可待因仍能够激活人源性肥大细胞释放单核细胞趋化蛋白 -1/CCL2,RANTES/CCL5 和 IL-8/CXCL-8,但不能释放诱导蛋白 -10(Sheen 等,2007)。相比之下,使用人肥大细胞系 HMC-1,临床相关浓度的吗啡(0.018~0.45μg/ml)并没有显著增加组胺释放。有趣的是,需要较高浓度的吗啡(668μg/ml)才能诱导组胺释放(Gordon 等,2004)。含有组胺的肥大细胞对 fMLP 应答脱颗粒。在一个活体模型中,将 Sprague-Dawley 大鼠完整的和分离的远端回肠黏膜暴露于 fMLP 导致葡聚糖珠的渗透性增加。吗啡治疗,类似于肥大细胞脱颗粒抑制剂(多沙坦)或肥大细胞缺陷小鼠,降低了这种 fMLP 诱导的通透性增加(Harari 等,2006)。已报道吗啡可诱导人肥大细胞脱颗粒(Miller 等,1997)。然而在活体猪模型上,皮内接种化合物 48/80 后评估炎症反应显示,吗啡耐受性猪体内 48/80 诱导的浸润性肥大细胞的量显著降低(Risdahl 等,1995)。

　　肥大细胞对肿瘤细胞具有细胞毒性,但也促进细胞外基质重塑和新生血管形成。吗啡可刺激人体的肥大细胞系脱颗粒,抑制 TNFα 分泌降低 FMLP 诱导的黏膜通透性以及体内炎症部位的肥大细胞募集。然而,了解吗啡对肥大细胞的影响需要更多的研究。

3.5　结语

　　实体瘤内血管的发育有助于转移过程。一旦血管形成,尽管它们的完整性较差,调节血管通透性的药物也能调节肿瘤细胞的扩散以及转移。吗啡可以作用于肿瘤系统中的其他细胞,改变许多生长因子和与免疫系统协同作用的趋化因子的蛋白质表达。在这里我们回顾了吗啡与转移有关的免疫抑制作用(图 3.1)。调节免疫细胞对肿瘤细胞生长,新生血管发育和维持以及肿瘤

微环境内细胞外基质重塑的作用,可能为控制肿瘤细胞转移提供有吸引力的
治疗策略。已经证明吗啡对免疫细胞趋化迁移,炎症刺激细胞因子分泌和功
能具有直接作用。实体瘤中肿瘤浸润性白细胞过度激活和持续募集可通过吗
啡治疗来潜在地调控。

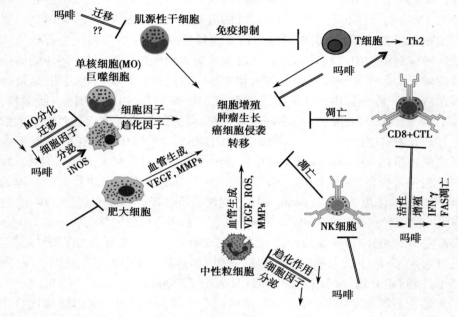

图 3.1   示意图显示吗啡对转移方面的影响

（袁林芳   译   徐建国   校）

参考文献

Azarang A, Mahmoodi M, Rajabalian S, Shekari MA, Nosratabadi J, Rezaei N (2007) T-helper 1 and 2 serum cytokine assay in chronic opioid addicts. Eur Cytokine Netw 18(4):210–214

Bar-Yosef S, Melamed R, Page GG, Shakhar G, Shakhar K, Ben-Eliyahu S (2001) Attenuation of the tumor-promoting effect of surgery by spinal blockade in rats. Anesthesiology 94(6):1066–1073

Börner C, Kraus J, Bedini A, Schraven B, Höllt V (2008) T-cell receptor/CD28-mediated activation of human T lymphocytes induces expression of functional mu-opioid receptors. Mol Pharmacol 74(2):496–504

Börner C, Warnick B, Smida M, Hartig R, Lindquist JA, Schraven B, Höllt V, Kraus J (2009) Mechanisms of opioid-mediated inhibition of human T cell receptor signaling. J Immunol 183(2):882–889

Breslow JM, Monroy MA, Daly JM, Meissler JJ, Gaughan J, Adler MW, Eisenstein TK (2011) Morphine, but not trauma, sensitizes to systemic Acinetobacter baumannii infection. J

Neuroimmune Pharmacol 6(4):551–565

Cai SW, Yang SZ, Gao J, Pan K, Chen JY, Wang YL, Wei LX, Dong JH (2011) Prognostic significance of mast cell count following curative resection for pancreatic ductal adenocarcinoma. Surgery 149(4):576–584

Campana G, Sarti D, Spampinato S, Raffaeli W (2010) Long-term intrathecal morphine and bupivacaine upregulate MOR gene expression in lymphocytes. Int Immunopharmacol 10(9):1149–1152

Choi Y, Chuang LF, Lam KM, Kung HF, Wang JM, Osburn BI, Chuang RY (1999) Inhibition of chemokine-induced chemotaxis of monkey leukocytes by mu-opioid receptor agonists. In Vivo 13(5):389–396

Clark JD, Shi X, Li X, Qiao Y, Liang D, Angst MS, Yeomans DC (2007) Morphine reduces local cytokine expression and neutrophil infiltration after incision. Mol Pain 3:28

Diaconu NC, Rummukainen J, Naukkarinen A, Mättö M, Harvima RJ, Pelkonen J, Harvima IT (2011) Mast cell chymase is present in uterine cervical carcinoma and it detaches viable and growing cervical squamous carcinoma cells from substratum in vitro. Arch Dermatol Res 303(7):499–512

Ecimovic P, Murray D, Doran P, McDonald J, Lambert DG, Buggy DJ (2011) Direct effect of morphine on breast cancer cell function in vitro: role of the NET1 gene. Br J Anaesth 107(6):916–923

Fecho K, Manning EL, Maixner W, Schmitt CP (2007) Effects of carrageenan and morphine on acute inflammation and pain in Lewis and Fischer rats. Brain Behav Immun 21(1):68–78

Franchi S, Panerai AE, Sacerdote P (2007) Buprenorphine ameliorates the effect of surgery on hypothalamus-pituitary-adrenal axis, natural killer cell activity and metastatic colonization in rats in comparison with morphine or fentanyl treatment. Brain Behav Immun 21(6):767–774

Freier DO, Fuchs BA (1993) Morphine-induced alterations in thymocyte subpopulations of B6C3F1 mice. J Pharmacol Exp Ther 265(1):81–88

Fuggetta MP, Di Francesco P, Falchetti R, Cottarelli A, Rossi L, Tricarico M, Lanzilli G (2005) Effect of morphine on cell-mediated immune responses of human lymphocytes against allogeneic malignant cells. J Exp Clin Cancer Res 24(2):255–263

Gaspani L, Bianchi M, Limiroli E, Panerai AE, Sacerdote P (2002) The analgesic drug tramadol prevents the effect of surgery on natural killer cell activity and metastatic colonization in rats. J Neuroimmunol 129(1–2):18–24

Gordon EM, Myers C, Blumer J (2004) In vitro evaluation of the potential role of sulfite radical in morphine-associated histamine release. BMC Pharmacol 4:21

Greeneltch KM, Kelly-Welch AE, Shi Y, Keegan AD (2005) Chronic morphine treatment promotes specific Th2 cytokine production by murine T cells in vitro via a Fas/Fas ligand-dependent mechanism. J Immunol 175(8):4999–5005

Gregory AD, Houghton AM (2011) Tumor-associated neutrophils: new targets for cancer therapy. Cancer Res 71(7):2411–2416

Güttler K, Sabatowski R (2008) Differential therapeutic aspects of analgesia with oral sustained-release strong opioids: application intervals, metabolism and immunosuppression. Schmerz 22(5): 562, 564–568, 570.

Harari Y, Weisbrodt NW, Moody FG (2006) The effect of morphine on mast cell-mediated mucosal permeability. Surgery 139(1):54–60

Hatsukari I, Hitosugi N, Dinda A, Singhal PC (2006) Morphine modulates monocyte-macrophage conversion phase. Cell Immunol 239(1):41–48

Hatsukari I, Hitosugi N, Ohno R, Hashimoto K, Nakamura S, Satoh K, Nagasaka H, Matsumoto I, Sakagami H (2007) Induction of apoptosis by morphine in human tumor cell lines in vitro. Anticancer Res 27(2):857–864

Hu S, Chao CC, Hegg CC, Thayer S, Peterson PK (2000) Morphine inhibits human microglial cell production of, and migration towards, RANTES. J Psychopharmacol 14(3):238–243

Kalra M, Rao N, Rehman F, Tippu S, Arora A, Nanda K (2011) The role of mast cells on angiogenesis in oral squamous cell carcinoma. Med Oral Patol Oral Cir Bucal 17(2):e190-6. doi:10.4317/

medoral.17395

Levy EM, Roberti MP, Mordoh J (2011) Natural killer cells in human cancer: from biological functions to clinical applications. J Biomed Biotechnol 2011:676198

Lewis C, Murdoch C (2005) Macrophage responses to hypoxia: implications for tumor progression and anti-cancer therapies. Am J Pathol 167:627–635

Li W, Tang HZ, Jiang YB, Xu MX (2003) Influence of different doses of fentanyl on T-lymphocyte subpopulations and natural killer cells of patients with esophageal tumor during preoperation and postoperation. Ai Zheng 22(6):634–636

Liang-Suo J, Gomez-Flores R, Weber RJ (2002) Immunosuppression induced by central action of morphine is not blocked by mifepristone (RU 486). Life Sci 71(22):2595–2602

Liao W, Lin JX, Leonard WJ (2011) IL-2 family cytokines: new insights into the complex roles of IL-2 as a broad regulator of T helper cell differentiation. Curr Opin Immunol 23(5):598–604

Liu Z, Gao F, Tian Y (2006) Effects of morphine, fentanyl and tramadol on human immune response. J Huazhong Univ Sci Technolog Med Sci 26(4):478–481

Madera-Salcedo IK, Cruz SL, Gonzalez-Espinosa C (2011) Morphine decreases early peritoneal innate immunity responses in Swiss-Webster and C57BL6/J mice through the inhibition of mast cell TNF-α release. J Neuroimmunol 232(1–2):101–107

Malik AA, Radhakrishnan N, Reddy K, Smith AD, Singhal PC (2002) Morphine-induced macrophage apoptosis modulates migration of macrophages: use of in vitro model of urinary tract infection. J Endourol 16(8):605–610

Maltby S, Freeman S, Gold MJ, Baker JH, Minchinton AI, Gold MR, Roskelley CD, McNagny KM (2011) Opposing roles for CD34 in B16 melanoma tumor growth alter early stage vasculature and late stage immune cell infiltration. PLoS One 6(4):e18160

Martin JL, Charboneau R, Barke RA, Roy S (2010) Chronic morphine treatment inhibits LPS-induced angiogenesis: implications in wound healing. Cell Immunol 265(2):139–145

Miller ST, Barney NP, Gamache DA, Spellman JM, Yanni JM (1997) Secretory response of mast cells contained in monodispersed human choroidal preparations. Int Arch Allergy Immunol 114(2):139–143

Miyagi T, Chuang LF, Lam KM, Kung H, Wang JM, Osburn BI, Chuang RY (2000) Opioids suppress chemokine-mediated migration of monkey neutrophils and monocytes – an instant response. Immunopharmacology 47(1):53–62

Mojadadi S, Jamali A, Khansarinejad B, Soleimanjahi H, Bamdad T (2009) Acute morphine administration reduces cell-mediated immunity and induces reactivation of latent herpes simplex virus type 1 in BALB/c mice. Cell Mol Immunol 6(2):111–116

Movahedi K, Guilliams M, Van den Bossche J, Van den Bergh R, Gysemans C, Beschin A, De Baetselier P, Van Ginderachter JA (2008) Identification of discrete tumor-induced myeloid-derived suppressor cell subpopulations with distinct T cell-suppressive activity. Blood 111:4233–4244

Murdoch C, Muthana M, Coffelt SB, Lewis CE (2008) The role of myeloid cells in the promotion of tumour angiogenesis. Nat Rev Cancer 8(8):618–631 (Review)

Ohara T, Itoh T, Takahashi M (2005) Immunosuppression by morphine-induced lymphocyte apoptosis: is it a real issue? Anesth Analg 101(4):1117–1122

Pan PY, Wang GX, Yin B, Ozao J, Ku T, Divino CM, Chen SH (2008) Reversion of immune tolerance in advanced malignancy: modulation of myeloid-derived suppressor cell development by blockade of stem-cell factor function. Blood 111:219–228

Pansrikaew P, Cheewakriangkrai C, Taweevisit M, Khunamornpong S, Siriaunkgul S (2010) Correlation of mast cell density, tumor angiogenesis, and clinical outcomes in patients with endometrioid endometrial cancer. Asian Pac J Cancer Prev 11(3):623–626

Pergolizzi JV Jr, Mercadante S, Echaburu AV, Van den Eynden B, Fragoso RM, Mordarski S, Lybaert W, Beniak J, Orońska A, Slama O (2009) The role of transdermal buprenorphine in the treatment of cancer pain: an expert panel consensus. Curr Med Res Opin 25(6):1517–1528

Rahim RT, Meissler JJ Jr, Adler MW, Eisenstein TK (2005) Splenic macrophages and B cells mediate immunosuppression following abrupt withdrawal from morphine. J Leukoc Biol 78(6):1185–1191

Ribatti D, Guidolin D, Marzullo A, Nico B, Annese T, Benagiano V, Crivellato E (2010) Mast cells and angiogenesis in gastric carcinoma. Int J Exp Pathol 91(4):350–356

Risdahl JM, Huether MJ, Gustafson KV, Molitor TW (1995) Morphine alteration of histamine release in vivo. Adv Exp Med Biol 373:161–168

Roy S, Wang J, Charboneau R, Loh HH, Barke RA (2005) Morphine induces CD4+ T cell IL-4 expression through an adenylyl cyclase mechanism independent of the protein kinase A pathway. J Immunol 175(10):6361–6367

Roy S, Ninkovic J, Banerjee S, Charboneau RG, Das S, Dutta R, Kirchner VA, Koodie L, Ma J, Meng J, Barke RA (2011) Opioid drug abuse and modulation of immune function: consequences in the susceptibility to opportunistic infections. J Neuroimmune Pharmacol 6(4):442–465

Sedqi M, Roy S, Ramakrishnan S, Elde R, Loh H (1995) Complementary DNA cloning of a mu-opioid receptor from rat peritoneal macrophages. Biochem Biophys Res Commun 209:563–574

Sheen CH, Schleimer RP, Kulka M (2007) Codeine induces human mast cell chemokine and cytokine production: involvement of G-protein activation. Allergy 62(5):532–538

Shirzad H, Shahrani M, Rafieian-Kopaei M (2009) Comparison of morphine and tramadol effects on phagocytic activity of mice peritoneal phagocytes in vivo. Int Immunopharmacol 9(7–8):968–970

Stankiewicz E, Wypasek E, Plytycz B (2004) Mast cells are responsible for the lack of anti-inflammatory effects of morphine in CBA mice. Mediat Inflamm 13(5–6):365–368

Stefano GB, Cadet P, Fimiani C, Magazine HI (2001) Morphine stimulates iNOS expression via a rebound from inhibition in human macrophages: nitric oxide involvement. Int J Immunopathol Pharmacol 14(3):129–138

Tadmor T, Attias D, Polliack A (2011) Myeloid-derived suppressor cells – their role in haemato-oncological malignancies and other cancers and possible implications for therapy. Br J Haematol 153(5):557–567

Talmadge JE (2011) Immune cell infiltration of primary and metastatic lesions: mechanisms and clinical impact. Semin Cancer Biol 21(2):131–138

Tegeder I, Grösch S, Schmidtko A, Häussler A, Schmidt H, Niederberger E, Scholich K, Geisslinger G (2003) G protein-independent G1 cell cycle block and apoptosis with morphine in adenocarcinoma cells: involvement of p53 phosphorylation. Cancer Res 63(8):1846–1852

Vasievich EA, Huang L (2011) The suppressive tumor microenvironment: a challenge in cancer immunotherapy. Mol Pharm 8(3):635–641

Wang HW, Joyce JA (2010) Alternative activation of tumor-associated macrophages by IL-4: priming for protumoral functions. Cell Cycle 9(24):4824–4835

Wang J, Barke RA, Charboneau R, Roy S (2005) Morphine impairs host innate immune response and increases susceptibility to Streptococcus pneumoniae lung infection. J Immunol 174(1):426–434

Wang J, Barke RA, Roy S (2007) Transcriptional and epigenetic regulation of interleukin-2 gene in activated T cells by morphine. J Biol Chem 282(10):7164–7171

Wang J, Charboneau R, Balasubramanian S, Barke RA, Loh HH, Roy S (2002) The immunosuppressive effects of chronic morphine treatment are partially dependent on corticosterone and mediated by the mu-opioid receptor. J Leukoc Biol 71(5):782–790

Wang ZY, Wang CQ, Yang JJ, Sun J, Huang YH, Tang QF, Qian YN (2006) Which has the least immunity depression during postoperative analgesia–morphine, tramadol, or tramadol with lornoxicam? Clin Chim Acta 369(1):40–45

Weed MR, Carruth LM, Adams RJ, Ator NA, Hienz RD (2006) Morphine withdrawal dramatically reduces lymphocytes in morphine-dependent macaques. J Neuroimmune Pharmacol 1(3):250–259

Welters ID, Menzebach A, Goumon Y, Cadet P, Menges T, Hughes TK, Hempelmann G, Stefano GB (2000a) Morphine inhibits NF-kappaB nuclear binding in human neutrophils and monocytes by a nitric oxide-dependent mechanism. Anesthesiology 92(6):1677–1684

Welters ID, Menzebach A, Goumon Y, Langefeld TW, Teschemacher H, Hempelmann G, Stefano GB (2000b) Morphine suppresses complement receptor expression, phagocytosis, and respiratory burst in neutrophils by a nitric oxide and mu(3) opiate receptor-dependent mechanism.

J Neuroimmunol 111(1–2):139–145

Wypasek E, Natorska J, Stankiewicz E, Kolaczkowska E (2011) Morphine-modulated mast cell migration and proliferation during early stages of zymosan-induced peritonitis in CBA mice. Folia Biol (Krakow) 59(3–4):99–106

Xia Q, Wu XJ, Zhou Q, Jing-Zeng HJH, Pan ZZ, Zhang XS (2011) No relationship between the distribution of mast cells and the survival of stage IIIB colon cancer patients. J Transl Med 9(9):88

Xiang M, Gu Y, Zhao F, Lu H, Chen S, Yin L (2010) Mast cell tryptase promotes breast cancer migration and invasion. Oncol Rep 23(3):615–619

Ye XZ, Yu SC, Bian XW (2010) Contribution of myeloid-derived suppressor cells to tumor-induced immune suppression, angiogenesis, invasion and metastasis. J Genet Genomics 37(7):423–430

Yin D, Mufson RA, Wang R, Shi Y (1999) Fas-mediated cell death promoted by opioids. Nature 397(6716):218

Yin D, Woodruff M, Zhang Y, Whaley S, Miao J, Ferslew K, Zhao J, Stuart C (2006) Morphine promotes Jurkat cell apoptosis through pro-apoptotic FADD/P53 and anti-apoptotic PI3K/Akt/NF-kappaB pathways. J Neuroimmunol 174(1–2):101–107

Yossuck P, Nightengale BJ, Fortney JE, Gibson LF (2008) Effect of morphine sulfate on neonatal neutrophil chemotaxis. Clin J Pain 24(1):76–82

第四章
阿片类药物对血管完整性的调节

Frances E. Lennon, Patrick A. Singleton

摘 要 内皮屏障完整性是维持血管稳态的关键。血管内皮屏障发生功能失调与许多病理因素有关，包括动脉粥样硬化、中风、炎症反应紊乱、急性肺损伤、多发性硬化症、癌症和糖尿病。虽然阿片类药物被广泛用于治疗多种疾病和损伤，但阿片类药物与内皮屏障的相互作用尚不清楚。本章回顾了阿片类药物对屏障完整性的调节作用，尤其是对内皮通透性、血管生成和炎症反应的影响。本章也将讨论 μ 阿片受体的激活、受体酪氨酸激酶的激活以及下游信号转导通路，同时进一步研究 μ 阿片受体拮抗剂在内皮屏障功能障碍中的潜在治疗作用。

关键词 血管生成·内皮屏障·炎症反应·信号传递·阿片类药物·阿片受体拮抗剂·血管完整性

缩写词

DAMGO	脑啡肽
cAMP	3′ 5′ – 环单磷酸腺苷酸
AC	腺苷酸环化酶
BBB	血 – 脑屏障
CAM	鸡胚绒毛尿囊膜模型
ECAM	内皮细胞黏附分子
EGFR	表皮生长因子受体
GPCRs	G 蛋白偶联受体
GEFs	鸟嘌呤核苷酸交换因子
GTPases	鸟苷酸三磷酸酶

HA	透明质酸
HIF	缺氧诱导因子
IGFR	胰岛素样生长因子受体
ICAM-1	细胞间黏附分子 1
IL-1	白细胞介素 -1
JAM-2	连接黏附分子 2
JAMs	连接黏附分子
LPS	脂多糖
MNTX	甲基纳曲酮
MAPK	丝裂原活化蛋白激酶
MLC	肌球蛋白轻链
MLCK	肌球蛋白轻链激酶
PDGF	血小板源生长因子
PKA	蛋白激酶 A
Akt	蛋白激酶 B
RhoA	Ras 同源基因家族 A
RTKs	受体型酪氨酸激酶
S1P	1- 磷酸鞘氨醇
SH3	SRC 同源 3
SIRS	全身炎症反应综合征
VCAM	血管细胞黏附分子
VEGF	血管内皮生长因子
VEGFR	血管内皮生长因子受体
VE-cadherin	血管内皮黏附因子
ZO	闭锁小带

4.1 引言

血管完整性是平衡多种因素维持血管连续性的基本过程。这种平衡是通过细胞 – 细胞和细胞 – 基质连接以及激素和趋化因子信号通路来维持的。许多不同类型的细胞,包括内皮细胞、平滑肌细胞和周细胞都有助于维持血管的完整性。血管完整性受到破坏与一些严重的病理变化有关,包括动脉粥样硬化、中风、炎症性疾病、急性肺损伤、多发性硬化症、癌症和糖尿病(Miano 和 Berk, 2006;Yuan 和 Rigor, 2010)。

4.2　血管内皮

位于血管内表面的血管内皮是一种选择性渗透屏障,调节着液体和溶质在血液和周围组织间的运动,特别是在微血管中(Curry 和 Adamson,2010;Dejana 等,2009b;Vandenbroucke 等,2008;Yuan 和 Rigor,2010)。代谢产物被血液循环带走的同时,内皮细胞的半渗透性允许血浆、营养物质甚至细胞从血液进入组织(Yuan 和 Rigor,2010)。这种血液与组织间的交换过程,通过维持体液和代谢平衡对器官功能和组织活力至关重要。血管通透性由两种途径介导调节,一是细胞旁途径(通过内皮细胞间的间隙),二是跨细胞途径(通过跨越细胞的囊泡运输)(Dejana 等,2009b)。血管屏障功能依赖于内皮细胞层的完整性,内皮层的破坏或功能障碍会导致通透性改变,从而引起血液中的液体、溶质和蛋白质渗漏到周围组织中形成水肿,继而组织间隙压力升高,组织灌注和器官功能受损。血管渗漏和水肿也刺激白细胞跨内皮迁移进入组织。血管通透性的改变甚至会导致血管破裂、血栓形成(Dejana 等,2009b)。内皮屏障功能失调会发生于许多病理生理变化,包括炎症反应、脓毒症、急性肺损伤/急性呼吸窘迫综合征、创伤、缺血再灌注损伤、肿瘤转移和糖尿病。

4.2.1　黏合连接

血管屏障功能依赖于内皮的细胞 - 细胞接触。内皮细胞具有 3 种不同类型的细胞 - 细胞连接复合体,即黏合连接、紧密连接和缝隙连接(Dejana 等,2009b)。黏合连接是内皮的主要连接形式,其主要功能是启动和维持细胞 - 细胞接触。血管内皮黏附因子(VE- 钙黏蛋白)是黏合连接中发挥功效和调节作用的最主要的蛋白质。血管内皮黏附因子是一种跨膜蛋白质,由 5 个类似钙粘蛋白的重复序列构成,以钙离子依赖的方式与邻近细胞的血管内皮黏附因子联系(Vandenbroucke 等,2008)。血管内皮黏附因子与许多细胞内蛋白质相连接,如 p120- 连接蛋白和 β- 连接蛋白,其之间的相互作用是保持连接稳定性所必需的。p120- 连接蛋白作为支架蛋白,将血管内皮黏附因子与许多下游信号转导通路联系起来,包括蛋白激酶、磷酸酶和鸟苷酸三磷酸酶(GTPases)。β- 连接蛋白通过 α- 连接蛋白将血管内皮黏附因子和肌动蛋白细胞骨架联系起来,血管内皮黏附因子、肌动蛋白细胞骨

架与下游信号通路的动态交互作用对调节血管的完整性和通透性至关重要
（图 4.1 ）。

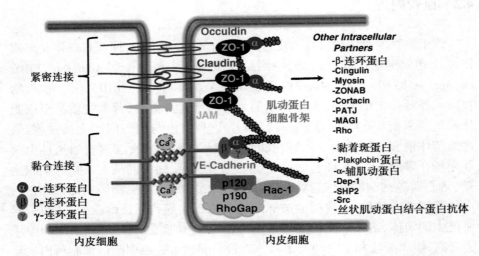

图 4.1 内皮细胞的细胞 – 细胞连接的图示。紧密连接和黏合连接均参与调解了细胞 – 细
胞接触。在紧密连接处，黏合是由闭锁蛋白、闭合蛋白和连接黏附分子（JAMs）的同型结合
介导的。在细胞内，这些蛋白通过 ZO-1、α– 连接蛋白和许多其他相关的信号转导蛋白连接
到肌动蛋白细胞骨架。VE– 钙黏蛋白是黏合连接的关键组成部分，它通过 α，β，γ– 连接蛋白
与肌动蛋白细胞骨架连接，并通过 p120– 连接蛋白与 RhoGAP 连接。上面列出了与黏合连接
相关的其他肌动蛋白结合蛋白和信号蛋白。下文将对黏合连接和紧密连接的结构和调节进
行更全面的介绍。（Dejana 等，2009a；Martin 和 Jiang 2009；Vandenbroucke 等，2008；Yuan 和
Rigor，2010 ）

4.2.2 紧密连接

虽然内皮上的紧密连接远不如黏合连接普遍，但它却是维持血管屏障功
能不可或缺的。它们参与调节了细胞旁通透性。紧密连接有助于区分细胞的
基底部和顶部，它们防止质膜脂质和蛋白质的扩散，从而建立和维持了细胞
极 性（Dejana 等，2009b；Martin 和 Jiang，2009；Vandenbroucke 等，2008；Yuan
和 Rigor，2010 ）。紧密连接包括闭锁蛋白、闭合蛋白和连接黏附分子（JAMs ）。
ZO-1、ZO-2 和 α– 连接蛋白依次把这些跨膜蛋白连接到细胞骨架（图 4.1 ）。
ZO-1、ZO-2 包含有 PDZ 域、鸟苷酸激酶域和 SH3 域，故其也可作为信号转导
和支架分子（ Yuan 和 Rigor，2010 ）。

4.2.3 其他连接和黏附复合体

缝隙连接主要存在于大血管,参与邻近内皮细胞间、内皮与平滑肌细胞间的细胞 - 细胞联系。目前并未发现缝隙连接在调节血管功能方面发挥了直接作用(Dejana 等,2009b;Yuan 和 Rigor,2010)。

黏着斑将基膜基质和内皮细胞连接,有助于屏障的完整性。这些连接对维持内皮细胞的功能和存活很重要,干扰这些整合素介导的接触已被证明会增加内皮的通透性(Yuan 和 Rigor,2010)。内皮的激活或刺激作用可调节血管的通透性。可诱发皮层肌动蛋白形成以增强内皮屏障的物质有 1- 磷酸鞘氨醇(S1P)(Singleton 等,2005),高分子透明质酸(HA)(Singleton 等,2006a),血管生成素 -1(Lee 和 Liles,2011),3′ 5′- 环单磷酸腺苷酸(cAMP)(Moore 等,1998)和依洛前列素(Birukova 等,2010)。而破坏屏障(通透性增加)导致应力纤维生成的物质包括凝血酶,血管内皮生长因子(VEGF),脂多糖(LPS),低分子透明质酸(HA)和组胺(Surapisitchat 和 Beavo,2011)。

血管完整性可能在血管重塑、伤口愈合、炎症、免疫和肿瘤细胞外渗过程中遭到破坏。在血管生成的最初阶段,内皮细胞必须脱离周围细胞和基质,并迁移和扩散到周围组织,形成新的血管。在这一阶段,血管通透性会增加。而免疫细胞募集、黏附和渗出过程中释放的炎症介质也会导致血管通透性增加。在病理生理状态下,细胞旁途径是血液液体和蛋白质漏出增多的主要途径(Yuan 和 Rigor,2010)。

4.3 阿片类药物与血管通透性

阿片受体(μ、δ 和 κ)属于 G 蛋白耦联受体家族(7 次跨膜受体)。μ 受体与 Gi/o 抑制性亚基相耦联,两者结合后 Gα 和 Gβγ 亚基分离,继而对下游的细胞内信号通路发挥作用(Al-Hasani 和 Bruchas,2011;Tegeder 和 Geisslinger,2004)。许多其他蛋白质也可以调节 μ 受体的活性,如钙调蛋白、细丝蛋白 A 和 β- 抑制蛋白(Milligan 2005)。表皮生长因子受体(EGFR)、胰岛素样生长因子受体(IGFR)和血管内皮生长因子受体(VEGFR)等 G 蛋白耦联受体(GPCRs)(包括 μ 受体)也可以刺激酪氨酸激酶受体(RTKs)的转录,且两个受体系统间有多层次的信号整合(Fujioka 等,2011;Singleton

等, 2006b; Waters 等, 2004)。图 4.2 阐述了内皮细胞的 μ 受体与 RTK 转录过程。

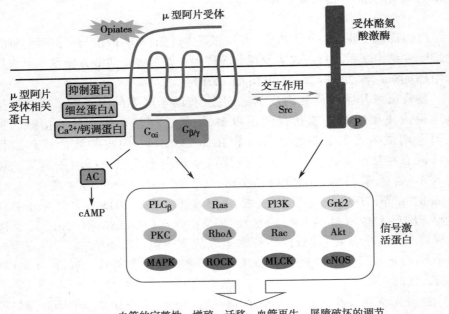

图 4.2　内皮细胞中的 μ 阿片受体信号转导的图示。μ 阿片受体与 G 蛋白的 $G_{\alpha i}/G_{\beta \gamma}$ 耦联,并在急性阿片类物质激活后与之解离。$G_{\alpha i}$ 抑制腺苷酸环化酶活性,然而 $G_{\beta \gamma}$ 参与其他下游信号通路的激活,包括可能参与受体酪氨酸激酶反式激活的 Src。包括细丝蛋白 A,抑制蛋白和钙调蛋白在内的 μ 阿片受体相关蛋白,调节受体的激活 / 去激活、再循环和降解。下游信号通路(Rho A,PI3K 和 MAPKs)的激活,通过改变内皮细胞通透性,调节内皮屏障的完整性,从而使增殖、迁移和血管生成发生变化。下文将对 μ 阿片受体信号转导通路和相关蛋白进行详细的介绍。(Al–Hasani and Bruchas 2011; Milligan 2005; Tegeder and Geisslinger 2004; Waters et al.2004)

4.3.1　内皮屏障的通透性

　　cAMP 是内皮屏障通透性的关键调节因子,许多动物实验已证实 cAMP 能预防或逆转渗透性肺水肿(Moore 等, 1998)。cAMP 的屏障增强作用主要由蛋白激酶 A(PKA)介导,主要机制包括抑制 RhoA 活化、直接和间接抑制肌球蛋白轻链(MLC)磷酸化,这抑制了细胞收缩,并有助于稳定细胞 – 细胞连接。阿片受体通过和 $G_{\alpha i}$ 的耦联、信号转导,抑制了腺苷酸环化酶(AC),减少了 cAMP 的生成(Al-Hasani 和 Bruchas,2011;Sharma 等,1975),从而降低屏障功能。吗啡和 DAMGO 已被证实在离体情况下会降低肺毛细血管内皮屏障功能(Singleton 等,2006b)。用 μ 阿片受体拮抗剂甲基纳曲酮(MNTX)预处理细胞可以阻断通透性的增加。DAMGO 和吗啡治疗刺激增加的 $S1P_3$ 苏氨酸受体磷酸化。$S1P_3$ 受体活化与内皮屏障的破坏有关,并激活 Ras 同源物基因家族成员 RhoA 介导的信号转导(Singleton 等,2006a;Waeber 等,2004)。进一步的研究表明,DAMGO 和吗啡都可通过募集 Rho 鸟嘌呤核苷酸交换因子(GEF)p115 与 $S1P_3$ 受体结合来促进 RhoA 信号转导。μ 阿片受体激动剂诱导 $S1P_3$ 受体进行转录。MNTX 预处理抑制了该转录,并保护了内皮的屏障功能(Singleton 等,2007)。大量的临床病例表明,暴露于阿片类药物可能导致外周水肿及某些情况下的肺水肿,停药后水肿可消失(Gardner-Nix,2002;Ruan 等,2008)。

与先前讨论的研究相反,据报道吗啡可以减轻失血性休克小鼠的微血管通透性增高。在 Puana 等人的一项研究中,在失血性休克后给予硫酸吗啡,抑制了 Raf-1 和丝裂原活化蛋白激酶(MAPK)的活性,从而减少了 PKA 依赖性的血管漏出(Puana 等,2008)。

慢性接触阿片类药物与 cAMP 水平的增加有关(Al-Hasani 和 Bruchas,2011)。cAMP 生成增加可能与 $G_{\alpha i}$ 抑制信号转换为 AC 刺激性 $G_{\beta\gamma}$ 信号有关,并可能参与了阿片类耐药性的形成(Gintzler 和 Chakrabarti,2006)。急性或慢性阿片类药物暴露对 AC 活性的影响也可能具有亚型特异性(Schallmach 等,2006)。急性阿片类药物暴露会抑制 AC 亚型 I、V、VI 和VII,然而阿片类药物暴露后 AC 亚型 II、IV 和VII会兴奋(Schallmach 等,2006)。从 cAMP 抑制信号通路(屏障破坏)转为 cAMP 生成信号通路(屏障增强),可利于解释吗啡作为内皮屏障破坏剂或抑制剂时产生的自行矛盾的报告结果。

4.3.2 血 – 脑屏障

内皮血管完整性的一个特殊例子,即血 – 脑屏障(BBB)。血 – 脑屏障通过内皮细胞和神经胶质细胞间的相互作用形成。与其他微血管内皮细胞相比,脑内皮细胞具有独特的结构和功能特点。尽管脑内皮细胞具有与其他内皮细胞相似的黏合连接,但它也有高抗性紧密连接、无窗孔、胞饮活动少的特点。必需营养物质和有毒代谢产物的转运由膜转运蛋白和受体进行调节,如葡萄糖转运体、胰岛素和转铁蛋白受体、ATP 结合和转运蛋白(Abbott 等,

2010；Hawkins 和 Davis，2005；Paolinelli 等，2011）。因此，血-脑屏障是循环血液和中枢神经系统间的精密调节的限制性屏障。目前认为，在一些疾病的病理变化，血-脑屏障的破坏是关键因素，这些疾病包括了缺氧/缺血性中风，多发性硬化症，帕金森病，阿尔兹海默症以及 HIV/AIDS（Abbott 等，2010；Hawkins 和 Davis，2005；Mahajan 等，2008）。最近的一些研究表明，在疼痛管理中增加使用阿片类药物（或滥用）可能会增加神经系统炎症反应的发生率，并使一些神经病理改变恶化（Wen 等，2011）。作为紧密连接功能的一个关键调节因子，在吗啡治疗过程中 ZO-1 在脑源性内皮微循环细胞中表达下调（μM 浓度，3~24 小时）（Wen 等，2011）。吗啡也刺激这些细胞中的血小板源性生长因子（PDGF）-B 的表达以及 p44/p42 MAPK、p38 和蛋白激酶 B（Akt）的磷酸化。吗啡治疗后内皮屏障功能受损，导致了内皮通透性增加（Chang 等，2001；Wen 等，2011）。使用纳曲酮（阿片类受体拮抗剂）或 PDGF-B 中和抗体预处理细胞可保护该屏障功能（Wen 等，2011）。曾报道吗啡治疗会增加脑微循环内皮细胞的细胞间黏附分子 1（ICAM-1）、血管细胞黏附分子（VCAM）及内皮细胞黏附分子（ECAM）的表达（Chang 等，2001）。

有研究表明，HIV-1 患者滥用阿片类药物发生神经系统并发症的风险更大（Donahoe 和 Vlahov，1998），于是许多试验对阿片类药物、HIV-1 和 BBB 间的可能相互作用进行了研究。吗啡和 HIV-1 tat 基因会显著改变脑源性内皮细胞的紧密连接相关基因的表达，如 ZO-1、闭锁蛋白及连接黏附分子 2（JAM-2）。肌球蛋白轻链激酶（MLCK）也参与调解内皮通透性，与单独使用吗啡或 tat 处理相比，两者的联合应用对 MLCK 的表达增加具有协同作用（Mahajan 等，2008）。在脑源性内皮细胞和星形胶质细胞共培养形成的离体血-脑屏障模型中，两者的联合应用对通透性的增加同样具有协同作用（Mahajan 等，2008）。活体状态下慢性暴露于吗啡虽未探测到血-脑屏障通透性增加，但仍与小鼠血-脑屏障基因表达发生改变有关（Yousif 等，2008）。在吗啡戒断的啮齿类动物模型中观察到 BBB 通透性增加。在 Sprague-Dawley 中，连续 12 天对小鼠腹腔注射吗啡（10mg/kg），然后停止注射并记录 72 小时的戒断症状。吗啡戒断后的 24 和 48 小时血-脑屏障通透性明显升高（由伊万斯蓝示踪或放射性标记的碘泄漏测量）。

4.3.3 内皮细胞增殖

尽管 μ 阿片受体主要表达于神经细胞，但包括内皮细胞、上皮细胞、平滑肌细胞和免疫细胞在内的其他细胞类型同样也表达该受体。体外试验已证实低浓度（nM-μM）的吗啡刺激内皮细胞增殖,但高浓度（μM-mM）的吗啡反过来也会刺激细胞凋亡和降低细胞活力（Leo 等,2009；Liu 等,2004）。低浓度吗啡（100nM）刺激体外培养的内皮细胞迁移和反式激活 VEGR2（Singleton 等,2006b）。这种增殖的增加可能由 MAPKs p44/p42 的激活部分介导,这是因为增殖可被 MAPK 通路抑制剂 PD98059 阻断（Leo 等,2009）。在 HEK293 细胞系,μ 阿片受体与钙调蛋白直接相互作用,介导激活 MAPKs,引起 EGF 受体反式激活,最终导致 MAPK 的激活（Belcheva 等,2001）。在应用吗啡或 DAMGO 的细胞增殖中也观察到内皮细胞的 Src 磷酸化增加（Singleton 等,2006b）。Src 沉默化阻止了阿片类药物对 VEGRF 磷酸化的激活效应,并抑制了阿片类药物诱导的细胞增殖和迁移。据报道,Src 磷酸化可以将 μ 阿片受体从抑制性信号转变为刺激性信号（Zhang 等,2009）。内皮细胞对吗啡刺激的反应差异与内皮细胞的来源（大血管与微血管）有关。内源性内吗啡肽-1,2 和 deltorphin- I 可刺激体外的内皮细胞增殖（Dai 等,2010）。

4.3.4 血管生成

已证实,吗啡和内源性阿片类药物可调节体外和体内状态下的血管生成。许多研究小组都证实了吗啡可以刺激血管生成。在体外状态下,吗啡（1mM）刺激基底膜处生成内皮管,但高浓度（>100mM）具有细胞毒性。在体内状态下,吗啡（基底膜类似物栓子浓度 10μM）刺激基底膜类似物栓子处的血管生成,然而超生理浓度（10mM）的吗啡并不会促进血管生成（Gupta 等,2002）。在这项研究中,"临床相关"剂量的吗啡[0.714mg/（kg·d）]也刺激了乳腺肿瘤异种移植血管生成。有趣的是,虽然联合应用 μ 阿片受体拮抗剂纳洛酮（基底膜类似物栓子纳洛酮浓度 10mM）并未抑制吗啡诱导的血管生成,但抑制了乳腺肿瘤异种移植的血管生成。使用纳洛酮治疗的动物的肿瘤体积明显减小。

在小鼠乳腺癌模型中,临床相关剂量的吗啡[小鼠 0.714mg/（kg·d）,相当于 70kg 成人 50mg/d]可刺激肿瘤血管生成。该研究中,接受吗啡的小鼠肿瘤中的微血管密度显著增加（$P<0.001$）（Ustun 等,2011）。对于鸡绒膜尿囊模型（CAM）,内源性阿片肽内吗啡肽-1,2 和 deltorphin-I 都可以刺激血管生长。在该模型中,阿片类肽不仅仅刺激主血管的持续生长,而且刺激较小分支血管的生长。联合应用纳洛酮可拮抗血管生成（Dai 等,2008）。

血管生成过程中的内皮屏障破坏甚至肿瘤外科手术都会引起肿瘤细胞播散进入血管,从而促进疾病的转移扩散（Le Guelte 等,2011）。有人提出,阿片类药物促成屏障破坏和抑制免疫,促进肿瘤细胞进入或退出血管系统(Singleton 和 Moss,2010)。吗啡及其他阿片类镇痛药在疾病的转移扩散中的作用是当前的研究热点(Afsharimani 等,2011;Snyder 和 Greenberg,2010)。

然而也有报道称吗啡能够抑制某些模型的血管生成。一项研究表明,吗啡抑制血管生成,从而抑制了肿瘤生长(Koodie 等,2010)。在本试验第一天,沿着基底膜类似物栓子给小鼠植入吗啡颗粒(吗啡 75mg),试验最后一天(第 7 天)吗啡的血浆浓度为 300ng/ml。作者称吗啡抑制了缺氧诱导的 p38 MAPK 的激活,从而抑制了缺氧诱导因子(HIF)-1α 的表达。HIF-1α 是转录因子,可调节许多涉及血管生成的基因的表达,比如 VEGF。通过抑制 HIF-1α 的表达,吗啡可有效抑制肿瘤的缺氧促血管生成效应(Koodie 等,2010)。

长期暴露于吗啡会抑制小鼠模型的血管生成和伤口愈合(Lam 等,2008)。在小鼠基底膜类似物栓子试验中,连续 14 天腹腔注射大剂量吗啡[20mg/(kg·d)]可抑制血管生成。长期吗啡暴露也可发现手术伤口愈合延迟。若动物使用了吗啡,则可在伤口周围的组织中发现过氧化物的含量增加。同时,吗啡减少了循环内皮祖细胞(CD34+/CD133+ 单核细胞)的数量(Lam 等,2008)。

4.3.5　炎症反应与脓毒血症

阿片类药物对免疫系统有抑制效应。短期、长期使用阿片类药物都会影响细胞免疫和体液免疫(Sacerdote,2006)。吗啡抑制淋巴细胞转运和增殖、抗体生成和自然杀伤细胞活性。长期使用阿片药物的患者对细菌感染的易感性增加(Ocasio 等,2004)。血管屏障功能的破坏也可能促成免疫应答受损。脓毒血症是一种严重的细菌感染,患者会出现系统性免疫反应。美国每年有超过 750 000 的患者发生脓毒血症,且 210 000 死于此(Skrupky 等,2011)。感染性休克是脓毒血症的最严重阶段,而且是 ICU 最常见的死因(Ocasio 等,2004)。血管屏障完整性受损和内皮功能失调在脓毒血症的发病机理中起到关键作用(Huet 等,2011)。感染性休克引起血压骤降和 DIC(Ocasio 等,2004)。血压下降和凝血增加会导致严重的组织损伤和器官衰竭,其部分原因是血管通透性增加。吗啡(10μM)增加了离体状态下 LPS 对内皮细胞屏障的破坏性影响,故内皮通透性增加(Liu 等,2004)。白细胞介素 -1(IL-1)是细胞应答 LPS 或内毒素时分泌的促炎因子。IL-1 上调了内皮细胞 μ 阿片受体的表达水平,并可能进一步增强了吗啡对内皮细胞的影响(Chang 等,2001)。通过 75mg 硫酸吗啡灌输建立的小鼠慢性吗啡治疗,加速了 LPS 诱导的脓毒血症向感染性休克的进展(Ocasio 等,2004)。出现炎症反应和全身性感染时,内源性吗啡生成增加,这可能是应激反应的一部分,并且是机体保持血管稳态的代偿机制(Glattard 等,2010)。对危重患者的研究发现,出现脓毒血症或感染性休克的患者的血清吗啡水平显著高于 SIRS 患者。健康对照组的血清中未检测到吗啡(Glattard 等,2010)。然而在离体情况下,脓毒血症患者血清中检测到的低浓度吗啡(平均浓度为 2.00ng/ml)能有效抑制中性粒细胞分泌促炎因子 IL-8(Glattard 等,2010)。

4.4　总结

　　调节血管完整性是维持血管稳态的关键因素。许多病理改变都与内皮屏障的破坏或功能障碍有关,比如急性肺损伤、肿瘤转移等(图 4.3)。阿片类药物和 μ 阿片受体信号转导在内皮屏障功能中的作用是复杂的,与药物浓度和暴露时间都有关。低剂量吗啡(<μM)刺激内皮屏障通透性增加,促进体内血管生成。据报道,在动物模型中,尽管高剂量吗啡(>μM)在体外状态下具有细胞毒性,但会抑制血管生成。长期应用阿片类药物会使与 G 蛋白耦联的 μ 阿片受体信号转导从 AC 抑制性通路转变为兴奋性通路,从而导致屏障功能增强,通透性降低。临床上,μ 阿片受体拮抗剂用于阿片类药物过度使用和成瘾的治疗,并可抵消阿片类药物的副作用(Leppert,2010;Lobmaier 等,2010)。不幸的是,一些 μ 阿片受体拮抗剂如纳洛酮和纳曲酮可引起急性戒断症状(van Dorp 等,2007)。这使 μ 阿片受体拮抗剂的生物利用度受限。甲基纳曲酮因带有正电荷不能通过血-脑屏障,故不会影响镇痛效果或诱导戒断,但可减轻阿片类药物的外周效应如便秘和瘙痒(Diego 等,2009)。当前我们正在研究阿片类拮抗剂对减轻阿片类药物血管屏障功能障碍的效果。大量的研究表明,纳曲酮和纳洛酮可抑制阿片类药物刺激的内皮细胞增殖、血管生成和屏障通透性(Dai 等,2008,2010;Wen 等,2011)。已证实,甲基纳曲酮可抑制阿片类诱导的渗透性增加和血管生成,并增强其他抗血管生成药物在体内的作用(Mathew 等,2011;Singleton 等,2006b,2007,2010)。由于阿片类药物在疾病和创伤中的广泛应用,还需进一步的研究以充分阐明内源性和临床应用的阿片类药物对内皮屏障功能的调节(或失调)作用。这有助于开发许多血管相关疾病的新的治疗方法和治疗策略。

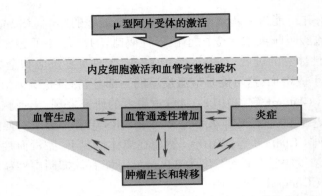

图 4.3　阿片类和血管完整性。该图显示了阿片类药物在调节血管完整性中的作用。阿片类药物与 μ 阿片受体结合，导致内皮细胞活化及血管完整性受损，从而使血管通透性、内皮细胞增殖和血管生成发生变化。反过来这些变化又可以调节炎症反应、肿瘤生长及癌症转移。

（顾天楚　译　段满林　校）

参考文献

Abbott NJ, Patabendige AA, Dolman DE, Yusof SR, Begley DJ (2010) Structure and function of the blood–brain barrier. Neurobiol Dis 37:13–25

Afsharimani B, Cabot PJ, Parat MO (2011) Morphine use in cancer surgery. Front Pharmacol 2:46

Al-Hasani R, Bruchas MR (2011) Molecular mechanisms of opioid receptor-dependent signaling and behavior. Anesthesiology 115:1363–1381

Belcheva MM, Szucs M, Wang D, Sadee W, Coscia CJ (2001) Mu-Opioid receptor-mediated ERK activation involves calmodulin-dependent epidermal growth factor receptor transactivation. J Biol Chem 276:33847–33853

Birukova AA, Fu P, Xing J, Cokic I, Birukov KG (2010) Lung endothelial barrier protection by iloprost in the 2-hit models of ventilator-induced lung injury (VILI) involves inhibition of Rho signaling. Transl Res 155:44–54

Chang SL, Felix B, Jiang Y, Fiala M (2001) Actions of endotoxin and morphine. Adv Exp Med Biol 493:187–196

Curry FR, Adamson RH (2010) Vascular permeability modulation at the cell, microvessel, or whole organ level: towards closing gaps in our knowledge. Cardiovasc Res 87:218–229

Dai X, Cui SG, Wang T, Liu Q, Song HJ, Wang R (2008) Endogenous opioid peptides, endomorphin-1 and −2 and deltorphin I, stimulate angiogenesis in the CAM assay. Eur J Pharmacol 579: 269–275

Dai X, Song HJ, Cui SG, Wang T, Liu Q, Wang R (2010) The stimulative effects of endogenous opioids on endothelial cell proliferation, migration and angiogenesis in vitro. Eur J Pharmacol 628:42–50

Dejana E, Orsenigo F, Molendini C, Baluk P, McDonald DM (2009a) Organization and signaling of endothelial cell-to-cell junctions in various regions of the blood and lymphatic vascular trees. Cell Tissue Res 335:17–25

Dejana E, Tournier-Lasserve E, Weinstein BM (2009b) The control of vascular integrity by endothelial cell junctions: molecular basis and pathological implications. Dev Cell 16:209–221

Diego L, Atayee R, Helmons P, von Gunten CF (2009) Methylnaltrexone: a novel approach for the management of opioid-induced constipation in patients with advanced illness. Expert Rev Gastroenterol Hepatol 3:473–485

Donahoe RM, Vlahov D (1998) Opiates as potential cofactors in progression of HIV-1 infections to AIDS. J Neuroimmunol 83:77–87

Fujioka N, Nguyen J, Chen C, Li Y, Pasrija T, Niehans G, Johnson KN, Gupta V, Kratzke RA, Gupta K (2011) Morphine-induced epidermal growth factor pathway activation in non-small cell lung cancer. Anesth Analg 113:1353–1364

Gardner-Nix J (2002) Opioids causing peripheral edema. J Pain Symptom Manage 23:453–455

Gintzler AR, Chakrabarti S (2006) Post-opioid receptor adaptations to chronic morphine; altered functionality and associations of signaling molecules. Life Sci 79:717–722

Glattard E, Welters ID, Lavaux T, Muller AH, Laux A, Zhang D, Schmidt AR, Delalande F, Laventie BJ, Dirrig-Grosch S et al (2010) Endogenous morphine levels are increased in sepsis: a partial implication of neutrophils. PLoS One 5:e8791

Gupta K, Kshirsagar S, Chang L, Schwartz R, Law PY, Yee D, Hebbel RP (2002) Morphine stimulates angiogenesis by activating proangiogenic and survival-promoting signaling and promotes breast tumor growth. Cancer Res 62:4491–4498

Hawkins BT, Davis TP (2005) The blood–brain barrier/neurovascular unit in health and disease. Pharmacol Rev 57:173–185

Huet O, Dupic L, Harrois A, Duranteau J (2011) Oxidative stress and endothelial dysfunction during sepsis. Front Biosci 16:1986–1995

Koodie L, Ramakrishnan S, Roy S (2010) Morphine suppresses tumor angiogenesis through a HIF-1alpha/p38MAPK pathway. Am J Pathol 177:984–997

Lam CF, Chang PJ, Huang YS, Sung YH, Huang CC, Lin MW, Liu YC, Tsai YC (2008) Prolonged use of high-dose morphine impairs angiogenesis and mobilization of endothelial progenitor cells in mice. Anesth Analg 107:686–692

Le Guelte A, Dwyer J, Gavard J (2011) Jumping the barrier: VE-cadherin, VEGF and other angiogenic modifiers in cancer. Biol Cell 103:593–605

Lee WL, Liles WC (2011) Endothelial activation, dysfunction and permeability during severe infections. Curr Opin Hematol 18:191–196

Leo S, Nuydens R, Meert TF (2009) Opioid-induced proliferation of vascular endothelial cells. J Pain Res 2:59–66

Leppert W (2010) The role of opioid receptor antagonists in the treatment of opioid-induced constipation: a review. Adv Ther 27:714–730

Liu HC, Anday JK, House SD, Chang SL (2004) Dual effects of morphine on permeability and apoptosis of vascular endothelial cells: morphine potentiates lipopolysaccharide-induced permeability and apoptosis of vascular endothelial cells. J Neuroimmunol 146:13–21

Lobmaier P, Gossop M, Waal H, Bramness J (2010) The pharmacological treatment of opioid addiction – a clinical perspective. Eur J Clin Pharmacol 66:537–545

Mahajan SD, Aalinkeel R, Sykes DE, Reynolds JL, Bindukumar B, Fernandez SF, Chawda R, Shanahan TC, Schwartz SA (2008) Tight junction regulation by morphine and HIV-1 tat modulates blood–brain barrier permeability. J Clin Immunol 28:528–541

Martin TA, Jiang WG (2009) Loss of tight junction barrier function and its role in cancer metastasis. Biochim Biophys Acta 1788:872–891

Mathew B, Lennon FE, Siegler J, Mirzapoiazova T, Mambetsariev N, Sammani S, Gerhold LM, LaRiviere PJ, Chen CT, Garcia JG et al (2011) The novel role of the mu opioid receptor in lung cancer progression: a laboratory investigation. Anesth Analg 112:558–567

Miano JM, Berk BC (2006) HDAC7 supports vascular integrity. Nat Med 12:997–998

Milligan G (2005) Opioid receptors and their interacting proteins. Neuromolecular Med 7:51–59

Moore TM, Chetham PM, Kelly JJ, Stevens T (1998) Signal transduction and regulation of lung endothelial cell permeability: interaction between calcium and cAMP. Am J Physiol 275: L203–L222

Ocasio FM, Jiang Y, House SD, Chang SL (2004) Chronic morphine accelerates the progression of lipopolysaccharide-induced sepsis to septic shock. J Neuroimmunol 149:90–100

Paolinelli R, Corada M, Orsenigo F, Dejana E (2011) The molecular basis of the blood brain barrier differentiation and maintenance: is it still a mystery? Pharmacol Res 63:165–171

Puana R, McAllister RK, Hunter FA, Warden J, Childs EW (2008) Morphine attenuates microvascular hyperpermeability via a protein kinase A-dependent pathway. Anesth Analg 106:480–485

Ruan X, Tadia R, Couch JP, Ruan J, Chiravuri S (2008) Severe peripheral edema during an outpatient continuous epidural morphine infusion trial in a patient with failed back surgery syndrome. Pain Physician 11:363–367

Sacerdote P (2006) Opioids and the immune system. Palliat Med 20(suppl 1):s9–15

Schallmach E, Steiner D, Vogel Z (2006) Adenylyl cyclase type II activity is regulated by two different mechanisms: implications for acute and chronic opioid exposure. Neuropharmacology 50:998–1005

Sharma SK, Nirenberg M, Klee WA (1975) Morphine receptors as regulators of adenylate cyclase activity. Proc Natl Acad Sci U S A 72:590–594

Singleton PA, Moss J (2010) Effect of perioperative opioids on cancer recurrence: a hypothesis. Future Oncol 6:1237–1242

Singleton PA, Dudek SM, Chiang ET, Garcia JG (2005) Regulation of sphingosine 1-phosphate-induced endothelial cytoskeletal rearrangement and barrier enhancement by S1P1 receptor, PI3 kinase, Tiam1/Rac1, and alpha-actinin. Faseb J 19:1646–1656

Singleton PA, Dudek SM, Ma SF, Garcia JG (2006a) Transactivation of sphingosine 1-phosphate receptors is essential for vascular barrier regulation: novel role for hyaluronan and CD44 receptor family. J Biol Chem 281:34381–34393

Singleton PA, Lingen MW, Fekete MJ, Garcia JG, Moss J (2006b) Methylnaltrexone inhibits opiate and VEGF-induced angiogenesis: role of receptor transactivation. Microvasc Res 72:3–11

Singleton PA, Mambetsariev N, Lennon FE, Mathew B, Siegler JH, Moreno-Vinasco L, Salgia R, Moss J, Garcia JG (2010) Methylnaltrexone potentiates the anti-angiogenic effects of mTOR inhibitors. J Angiogenes Res 2:5

Singleton PA, Moreno-Vinasco L, Sammani S, Wanderling SL, Moss J, Garcia JG (2007) Attenuation of vascular permeability by methylnaltrexone: role of mOP-R and S1P3 transactivation. Am J Respir Cell Mol Biol 37:222–231

Skrupky LP, Kerby PW, Hotchkiss RS (2011) Advances in the management of sepsis and the understanding of key immunologic defects. Anesthesiology 115:1349–1362

Snyder GL, Greenberg S (2010) Effect of anaesthetic technique and other perioperative factors on cancer recurrence. Br J Anaesth 105:106–115

Surapisitchat J, Beavo JA (2011) Regulation of endothelial barrier function by cyclic nucleotides: the role of phosphodiesterases. Handb Exp Pharmacol 204:193–210

Tegeder I, Geisslinger G (2004) Opioids as modulators of cell death and survival – unraveling mechanisms and revealing new indications. Pharmacol Rev 56:351–369

Ustun F, Durmus-Altun G, Altaner S, Tuncbilek N, Uzal C, Berkarda S (2011) Evaluation of morphine effect on tumour angiogenesis in mouse breast tumour model, EATC. Med Oncol 28:1264–1272

van Dorp EL, Yassen A, Dahan A (2007) Naloxone treatment in opioid addiction: the risks and benefits. Expert Opin Drug Saf 6:125–132

Vandenbroucke E, Mehta D, Minshall R, Malik AB (2008) Regulation of endothelial junctional permeability. Ann N Y Acad Sci 1123:134–145

Waeber C, Blondeau N, Salomone S (2004) Vascular sphingosine-1-phosphate S1P1 and S1P3 receptors. Drug News Perspect 17:365–382

Waters C, Pyne S, Pyne NJ (2004) The role of G-protein coupled receptors and associated proteins in receptor tyrosine kinase signal transduction. Semin Cell Dev Biol 15:309–323

Wen H, Lu Y, Yao H, Buch S (2011) Morphine induces expression of platelet-derived growth factor in human brain microvascular endothelial cells: implication for vascular permeability. PLoS One 6:e21707

Yousif S, Saubamea B, Cisternino S, Marie-Claire C, Dauchy S, Scherrmann JM, Decleves X (2008) Effect of chronic exposure to morphine on the rat blood–brain barrier: focus on the P-glycoprotein. J Neurochem 107:647–657

Yuan SY, Rigor RR (2010) Regulation of endothelial barrier function. Morgan & Claypool Life Sciences, San Rafael

Zhang L, Zhao H, Qiu Y, Loh HH, Law PY (2009) Src phosphorylation of micro-receptor is responsible for the receptor switching from an inhibitory to a stimulatory signal. J Biol Chem 284:1990–2000

第五章
医源性血管生成

Kalpna Gupta

摘　要　从鸦片罂粟衍生物中提取的,现在所谓的"阿片类药物"的物质,其所具有的药用效力和维持生命的重要性的脉管系统,在古时的文明中就已经被认识到。然而,过去十年间,两者的联系已经出现。阿片类受体,包括介导镇痛的μ型阿片类受体(MOR)存在于内皮上。镇痛的阿片类药物,如吗啡及其同源物通过μ型阿片类受体和受体酪氨酸激酶共同激活内皮细胞中血管内皮生长因子受体2,血小板衍生生长因子受体b等,直接刺激生长和增殖,促进信号的表达。在小鼠中,阿片类物质信号转导可以增加肿瘤血管生成,肿瘤生长、转移和降低存活率。此外,阿片类药物通过作用于肿瘤的不同细胞环境来调节肿瘤的微环境。与正常组织相比,人肿瘤中 MOR 的密度增加表明 MOR 在癌症中的作用。基于对人类肿瘤的实验研究和 MOR 的表达,至关重要的是检验在使用阿片类药物治疗严重疼痛的患者中,阿片类物质对癌症的进展和存活的作用。

关键词　血管生成·癌症·内皮·转移·吗啡·阿片类物质·疼痛

缩写词

11C-CFN	11C- 卡芬太尼
11C-MeNTI	11C- 甲基纳吲哚
cAMP	环状腺苷单磷酸
COX	环加氧酶
DOR	δ 阿片受体
GPCRs	G- 偶联蛋白受体
GRK	GPCR 激酶
KOR	κ 阿片受体

MNTX	甲基纳曲酮
MAPK	促分裂原活化蛋白激酶
MOR	u 阿片受体
NO	一氧化氮
NOS	NO 合酶
NOP-R	伤害感受肽 / 孤儿素 FQ 受体
NSCLC	非小细胞肺癌
PDGF	血小板衍生生长因子
PDGFR-b	血小板衍生生长因子受体 b
PET	正电子发射断层扫描
POMC	阿黑皮素原
PGE2	前列腺素 E2
Akt	蛋白激酶 B
RAVE	相对活性与内吞作用
STAT-3	信号转导和转录激活因子 3
SCLC	小细胞肺癌
S1P3R	鞘氨醇 –1 磷酸受体
VEGF	血管内皮生长因子
VEGFR2, Flk1	VEGF 受体 –2

5.1 引言

来自鸦片罂粟（papaver somniferum）的阿片类药物仍然是最广泛使用的镇痛药,用于治疗剧烈的疼痛。然而,一方面它们可以产生快感和治疗作用,另一方面又会产生上瘾和副作用,这已经把它们变成了一把双刃剑。鸦片作为药物使用的描述最早是在 17 世纪。在 17 世纪,"血管生成"一词也出现了（表 5.1）。第一类阿片受体（OR; delta）在 1992 年被克隆,紧接着发现血管内皮生长因子（VEGF）,这种内皮细胞特异性生长因子可以促进血管生成。因此,在历史中阿片类药物和血管生成的存在和发展遵循平行的路径（表 5.1）。一旦口服或注射入体内,阿片类物质通过循环运送到目标组织,物理接触血管中的内皮细胞（ECs）。ORs 的存在在其发现后不久就在内皮上描述,因此阿片类物质通过阿片类物质—内皮相互作用在血管生成中的作用被争论。血管生成是来自先前存在的血管的新血管的生长,其在肿瘤进展和转移中起关键作用。我们提供最新的回顾关于阿片类物质与内皮相互作用及其在血管生成中的作用。

表 5.1　阿片类物质和血管生成的平行历史

阿片类物质	血管生成
1500 年至 1600 年：鸦片被改造成现代药物	16 世纪：医生发现心脏抽血
1757 年：Linnaeus 分类罂粟	1787 年：约翰·亨特提出"血管生成"
疼痛和神经系统影响研究	内皮细胞活化 / 炎症研究
	1971 年：血管生成涉及肿瘤转移
1992 年：阿片类物质受体克隆	
1989 年：VEGF 被发现	
阿片类物质在血管生成中的作用是什么？	

历史表明，全球思想家、哲学家和科学家都认为阿片类物质和血管生成都是重要的。在血管发生过程中阿片类物质的重要性的实现仍处于起步阶段，尽管在二十年前发现阿片类受体

5.2　阿片类物质及其受体的分类

基于阿片类物质的来源可以被分类为天然的（衍生自阿片生物碱例如可待因和吗啡）、半合成（通过改变天然阿片类物质，例如羟考酮和氢可酮）产生）、完全合成（在非实验室中合成，如芬太尼、曲马多和美沙酮）或内源性（天然产生，如内啡肽、脑啡肽和强啡肽）。

基于分子克隆和结合研究，4 种不同类别的阿片类受体分别是：μ–、δ– 和 κ–（分别为 MOR，DOR 和 KOR）及伤害感受肽 / 孤啡肽 FQ 受体（NOP–R）。每种激动剂与特定的阿片类受体相结合，但可以显示出与其他的阿片类受体具有较低亲和力的交叉反应性。阿片类受体是 7 个跨膜结构域 G 偶联蛋白受体与百日咳毒素依赖的 Gi/Go 型 G 蛋白相偶联（GPCR）（Gupta 等，2007）。在受体激活时，G 蛋白 a 和 br 亚基都与多个效应系统相互作用，导致腺苷酸环化酶和电压门控 Ca^{2+} 通道的抑制和 G 蛋白激活的内向整流 K^+ 通道的开放。相比之下，阿片类受体的慢性激活可能导致腺苷酸环化酶的超活化和环磷酸腺苷（cAMP）的增加。

阿片类受体活性类似于经典的 GPCR，其中配体结合引发受 GPCR 激酶（GRK）的受体磷酸化，随后从 G– 蛋白质中募集 β– 抑制蛋白和进行解偶联（图 5.1）。取决于配体结合提供的刺激和（或）受体的性质，非配偶体受体被内吞并重新活化或降解（下调）。重要的是，μ 型阿片类受体是介导吗啡及其同源物的止痛活性的受体，即使在配体撤出后仍保持组成型活化。当受体保持活化并且不被内吞时，其相对活性比内吞时（RAVE）高。μ 型阿片类受体

具有较高的 RAVE 值，因此，一旦将吗啡加入到系统中，可导致 μ 型阿片类受体的活动延长。

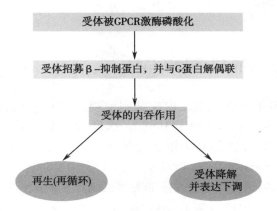

图 5.1　阿片受体调节。与阿片受体结合的配体通过 GPCR 激酶诱导 GPCR 的磷酸化。磷酸化受体募集 β– 抑制蛋白，然后与 G 蛋白脱分子。然后将非偶联受体内吞，并将其再循环（再活化）或降解（下调）。在某些情况下，受体保持磷酸化并且不被内吞。这被称为受体激活与内吞作用（RAVE）。μ 阿片受体具有较高的 RAVE 值。因此，一旦被吗啡激活，它可以长时间保持活化，从而扩大吗啡的作用。GPCR G，蛋白偶联受体

5.3　阿片类受体调节

阿片类受体的表达对内源性和外源性阿片类物质的生理和病理状态的活性至关重要。通过由促炎细胞因子和生长因子构成的细胞微环境，以细胞特异性方式调节阿片类受体的表达。例如，促炎细胞因子 IL-6 调节信号转导和转录 –3（STAT-3）依赖性 MOR mRNA 表达的激活因子，而不是神经母细胞瘤细胞系 SH SY5Y 细胞中的 DOR 的激活因子（Borner 等，2004）。它也是根据细胞类型，病理和器官系统的情境。例如，在缺乏肌动蛋白细胞骨架蛋白丝氨酸 A 的黑素瘤 M2 细胞中，吗啡诱导 μ 型阿片类受体的上调，但在丝氨酸 A cDNA 稳定转染的细胞中不显示（Onoprishvili 和 Simon，2007）。

另一方面，一氧化氮（NO）在小鼠的肠道中上调 μ 型阿片类受体（Pol 等人，2005；Pol，2007）。由于 μ 型阿片类受体刺激 NO 产生，NO 介导的 μ 型阿片类受体上调表明 NO 与 μ 型阿片类受体之间的前馈机制。同样，我们观察到 VEGF 和血清诱导的 μ 型阿片类受体表达（Chen 等，2006），而吗啡上调了小鼠视网膜内皮细胞中 VEGF 受体 2（VEGFR2）的表达（Chen 等，2006）。VEGF 通过 NO（Hood 等人 1998）诱导 VEGFR2 的激活（Bartoli 等，2003）。因此，

VEGFR2 激活也可能导致 NO 的刺激和随后的 μ 型阿片类受体上调。增加 NO 和 VEGFR2 是炎症和癌症的标志,反过来可能导致癌症中 μ 型阿片类受体表达增加(详细描述)。

5.4　内皮细胞中的阿片类物质信号

吗啡在十多年前被证明在内皮细胞中刺激 NO 产生(Fimiani 等,1999;Prevot 等,1998;Stefano 等,1995,1998)。浓度为 1μM 和低于 1μM 范围的吗啡通过人主动脉内皮细胞和大鼠主动脉环中的 μ 型阿片类受体刺激 NO 释放,导致血管扩张(Stefano 等,1995)。

我们发现吗啡诱导的血管发生的关键机制是 NO 依赖性促分裂原活化蛋白激酶(MAPK)和蛋白激酶 B(Akt)磷酸化(Gupta 等,2002;Poonawala 等,2005)(图 5.2)。在生长因子中,VEGF 是唯一以 NO 依赖性方式刺激 MAPK

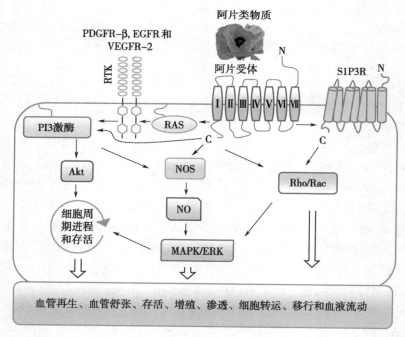

图 5.2　内皮细胞中的阿片类物质信号。阿片类物质通过其 7- 跨膜结构域 G- 蛋白偶联受体和(或)通过共同激活受体酪氨酸激酶直接刺激生长和促进生存的信号传递生长因子或其他 GPCRs。RTK,受体酪氨酸激酶;S1P3R,鞘氨醇 1 磷酸受体 3;PI3,激酶磷酸肌醇 3 激酶;NOS,一氧化氮合酶;NO,一氧化氮;MAPK/ERK,丝裂原活化蛋白激酶 / 细胞外信号调节激酶

磷酸化和内皮增殖的细胞因子。因此,吗啡作为刺激生长促进内皮信号传导的生长因子起作用。重要的是吗啡在 μM 范围内刺激生理相关剂量的内皮信号,生长和存活,但在 mM 范围内具有细胞毒性(Gupta 等,2002)。表 5.2 显示吗啡对信号和功能的不同影响以及使用的剂量。

血管生成和肿瘤生长的另一个关键特征是细胞周期蛋白 D1 的失调表达,导致细胞周期进程和存活增加。吗啡在临床相关剂量下刺激内皮细胞周期蛋白 D1 和细胞周期进程,并通过刺激 Akt 磷酸化促进存活(Gupta 等,2002)。吗啡以类似于通过 NO 的 VEGF 诱导的 MAPK 磷酸化的方式刺激血管生成信号传导。吗啡直接刺激 NO 和 MAPK 磷酸化,而且还通过内皮细胞上的 MOR 反应 VEGF 受体 Flk1/VEGFR2 和血小板衍生生长因子受体 b(PDGFR-b)(Chen 等,2006;Singleton 等,2006)。

μ 型阿片类受体在人非小细胞肺癌(NSCLC)活组织检查中与 CD31 阳性肿瘤血管系统共定位,提示 μ 型阿片类受体的上调及其与肿瘤血管生成增加的关系(Fujioka 等,2011)。吗啡及其同系物通过 μ 型阿片类受体作为镇痛药。因此,当吗啡用于止痛时,μ 型阿片类受体的激活可能有助于促进血管生成。

此外,吗啡和 μ 型阿片类受体特异性激动剂 DAMGO 的 μ 型阿片类受体连接通过激活人肺微血管内皮细胞中的鞘氨醇-1 磷酸受体(S1P3R)导致屏障功能障碍和增加的通透性(Singleton 等,2007)。μ 型阿片类受体特异性拮抗剂甲基纳曲酮(MNTX)抑制 μ 型阿片类受体介导的屏障功能障碍,表明 μ 型阿片类受体活化可能在内皮生理和血管生成中起关键作用。外周 μ 型阿片类受体拮抗剂可能潜在地用于拮抗阿片类镇痛药的外周副作用。

环氧合酶(COX)及其产品前列腺素 E2(PGE2)的产生受 NO 刺激(Birnbaum 等,2005;Nedelec 等,2001;Salvemini 等,1993,1994)。已知 PGE2 促进血管发生和肿瘤进展,COX-2 抑制剂抑制血管生成和肿瘤进展(Chang 等,2004;Griffin 等,2002;Leahy 等,2002)。前列腺素参与疼痛治疗(Julius 和 Basbaum,2001;Malmberg 和 Yaksh,1992;Samad 等,2001),COX-2 抑制剂改善了吗啡耐受性的发展(Wong 等,2000)。我们观察到,生理相关剂量的慢性吗啡治疗导致 A/J 小鼠乳腺肿瘤中 COX2 基因和蛋白表达和 PGE2 的上调(Farooqui 等,2007)。此外,慢性吗啡治疗增加了小鼠肾脏中的诱导型和内皮 NO 合酶(NOS),血氧合酶和 COX-2(Arerangaiah 等,2007;Weber 等,2012)。

吗啡通过 NO 和阿片受体介导机制增加小鼠肾脏的血液流动(Arerangaiah 等,2007)。除了其生长和促进生存的作用之外,这些观察结果还表明吗啡的血管调节作用。

表 5.2　阿片类药物的细胞作用

阿片类药物	剂量	细胞类型/系统	作用	参考文献
吗啡	0.01~100μM	HDMEC	通过 NOS, MAPK/ERK, Akt 信号促进细胞增殖与生存	Gupta 等, 2002
吗啡	0.75~1.0mg/(kg·d)	SCK 乳腺癌 A/J 小鼠	刺激肿瘤中的 COX-2 信号, 提高 PGE2 水平。促进血管生成, 肿瘤生长和转移, 降低生存率	Farooqui 等, 2007
吗啡	0.75~2mg/(kg·d)	小鼠腹膜肥大细胞	脱颗粒, 增加 5-羟色胺释放, 使炎症部位增多	Manning 等, 2012
吗啡	10nM	斑马鱼	通过 Wnt1 调节细胞增殖与神经元分化	Sanchez-Simon 等, 2012
吗啡	10~100ng/ml	MCF7 和 MDA-MB-231 人乳腺癌细胞	通过上调 NET1 基因表达促进肿瘤迁移	Ecimovic 等, 2011
吗啡	0.714mg/(kg·d)	小鼠移植艾氏腹水瘤细胞	提高血管生成	Ustun 等, 2011
吗啡	0.01~10μM	人脐动脉内皮细胞	通过 MAPK/ERK 磷酸化促进细胞增殖	Leo 等, 2009
吗啡	10^{-7}M	人脑微血管内皮细胞	通过 MAPKs 和 Akt 诱导 Egr1 转录激活刺激 PDGF-BB 表达; 提高通透性	Wen 等, 2011
吗啡	10μM	淋巴细胞	通过 p53, Blc-2/Bax 促进细胞生存	Suzuki 等, 2003
吗啡	10μM	mREC	通过 MAPK/ERK, Akt 和 STAT3 促进细胞增殖和生存	Chen 等, 2006

续表

阿片类药物	剂量	细胞类型/系统	作用	参考文献
吗啡	1~10μM	HDMEC	通过 Gi/Go 偶联 G 蛋白受体和一氧化氮激活 MAPK/ERK，刺激人微血管内皮细胞增殖和血管生成	Gupta 等，2002
吗啡	前 15 天 0.714mg/kg 小鼠/天，然后 1.43mg/kg 小鼠/天	裸鼠移植人 MCF7 乳腺癌细胞	血管生成与肿瘤进展	Gupta 等，2002
吗啡	0.5mg/(kg·d) 至 1.5mg/(kg·d)，7 周	转基因小鼠乳腺癌模型，大鼠 C3 (1) 猿病毒大 T 抗原	通过 PDGFR 信号增强内皮细胞-周细胞相互作用。促进肿瘤血管生成，促进周细胞向肿瘤血管聚集。	Luk 等，2012
吗啡	0.1~1μM	HUVEC	释放 PDGF-BB，激活 PDGFR-b 信号	Luk 等，2012
吗啡	10μM	mREC	像 mREC 中的 VEGF 一样，以时间依赖方式刺激 MAPK/ERK 和 Akt 磷酸化，促进血管生成和生存促进信号	Chen 等，2006
吗啡，芬太尼，氢吗啡酮	分别局部使用 1.5mg/g，5μg/g，0.2mg/g 底精	大鼠缺血性脑损伤	通过上调 eNOS，iNOS，Flk1 促进血管生成，加速伤口愈合	Poonawala 等，2005
吗啡，DAMGO	0.01，0.1 和 1μM	人肺静脉微血管内皮细胞	通过 μ 阿片受体以及 RhoA/ROCK 介导的信号和血管通透性转录激活 1-磷酸鞘氨醇受体 SIP3	Singleton 等，2007

续表

阿片类药物	剂量	细胞类型/系统	作用	参考文献
吗啡，DAMGO	0.01~1μM	HDMEC 和 HPMVEC	MOR 介导的 VEGF 受体 2 转录激活与内皮细胞增殖和迁移	Singleton 等，2007
吗啡，DAMGO	1nM	Lewis 肺癌细胞	细胞增殖	Mathew 等，2011
MOR	过表达	H358 非小细胞肺癌细胞和小鼠移植植物	通过 Akt 信号促进增殖、迁移和侵袭；促进肿瘤生长	Lennon 等，2012
甲基纳曲酮	0.1μM	HPMVEC	阻滞吗啡和 DAMGO 诱导的屏障功能破坏	Singleton 等，2007
甲基纳曲酮	10mg/kg	C57 BL/6 J 小鼠的肺	阻滞 LPS 诱导的血管渗漏	Singleton 等，2007
甲基纳曲酮	10mg/(kg·d)，2周	Lewis 肺癌在小鼠内体生长	抑制肿瘤生长和转移	Mathew 等，2011
DAMGO	1nM	细胞周期蛋白依赖性激酶 5 (CDK5)	通过细胞周期蛋白依赖性激酶 5 (CDK5) 促进细胞生存	Yuen 等，2004
DAMGO	50μM	皮层神经元	细胞生存	Hou 等，1996
DAMGO	1μM	HDMEC	细胞增殖	Gupta 等，2002
DPDPE				
U50488H				

DAMGO（[d-Ala（2），N-Me-Phe（4），Gly（5）-ol] 脑啡肽），DPDPED-青霉胺 2-D-青霉胺 5-脑啡肽；U50488H，选择性 κ 阿片受体激动剂；HPMVEC，人肺微血管内皮细胞；HDMEC，人真皮微血管内皮细胞；HUVEC，人脐静脉内皮细胞；HBMEC，s 人脑微血管内皮细胞；MAPK/ERK，丝裂原活化蛋白激酶/细胞外信号调节激酶；VEGF，血管内皮生长因子；mREC，小鼠视网膜内皮细胞；STAT3，信号转导与转录激活子 3；PDGF，血小板源性生长因子；PDGFR-b，PDGF 受体 -b；COX2，环氧合酶 2；PGE2，前列腺素 2

5.5 阿片类物质和阿片受体调节肿瘤微环境

在人类癌症中,基于免疫作用和配体结合研究的内源性阿片类物质和阿片受体的出现,在二十多年前即分别被证明(Fichna 和 Janecka,2004)。与人类癌症中的正常组织相比,分子和现代成像技术已经证实癌组织中阿片受体的存在增加。在这方面的一个重要问题是为什么阿片受体在癌症中上调?

除了它们的中心起源之外,阿片肽由免疫细胞合成并释放,包括巨噬细胞、多形核白细胞(PMN)和淋巴细胞(Sacerdote,2007;Stein 等,2003)。促皮质素皮质素(POMC)基因表达受趋化因子,细胞因子和病原体的控制(Rittner 等,2007;Westly 等,1986)。这增加了肿瘤中增加的 POMC 基因产物如内啡肽的可能性可能是由于免疫细胞浸润肿瘤和增加促炎细胞因子和生长因子的水平。与小细胞肺癌和非小细胞癌中的鳞癌、腺癌患者的正常肺组织相比,D 型阿片受体拮抗剂 11C- 甲基纳吲哚(11C-MeNTI)和 μ 型阿片类受体激动剂 11C- 卡芬太尼(11C-CFN)的结合的正电子发射断层扫描(PET)扫描显示肿瘤区域中高密度的 μ 型阿片类受体和 D 型阿片受体结合位点(Madar 等,2007)。类似地,与人结肠癌中的正常黏膜相比,部分肿瘤中观察到更强的 μ 型阿片类受体免疫反应性(Nylund 等,2008)。我们组织和其他人最近进行的研究已经清楚地表明 μ 型阿片类受体在多种人肺癌活组织检查中表达增加(Fujioka 等,2011;Mathew 等,2011)。我们发现增加表达的 μ 型阿片类受体与肿瘤中的血管内皮共定位于肿瘤细胞(Fujioka 等,2011)。实验上,与用载体对照转染的细胞相比,过表达 μ 型阿片类受体的人 NSCLC H358 细胞异种移植入小鼠时导致肿瘤生长和转移增加(Lennon 等,2012)。因此,肿瘤微环境为内源性阿片类物质和阿片受体的上调提供了一个沃土,μ 型阿片类受体通过利用不同的信号途径促进肿瘤生长和转移。

包括 MOR 和阿片类物质肽在内的阿片类受体渗透到整个生物系统中,包括在炎症细胞和中枢神经系统中。吗啡与各种促炎症环境细胞的相互作用开始出现(图 5.3)。吗啡直接刺激内皮信号,但也可以通过与肿瘤中的不同细胞成分相互作用并通过调节垂体 - 下丘脑轴的激素释放来调节肿瘤微环境(Stephenson 和 Gupta,2006)。我们观察到吗啡诱导的 COX-2 表达与肿瘤细胞共定位,表明吗啡诱导的 COX-2 在肿瘤中增加了刺激肿瘤血管生成导致肿瘤进展和降低癌细胞存活率的 PGE2 释放(Farooqui 等,2007)。COX-2 抑制剂塞来昔布抑制吗啡诱导的 PGE2,血管发生和肿瘤进展并增加存活率。此外,小鼠发展也被 COX-2 抑制的吗啡耐受,表明 COX2 上调可能在血管生成活性和发展吗啡耐受中起核心作用。识别和抑制介导癌症生长的关键成分(包括血管生成,镇痛和癌症进展)的机制对于有效地治疗癌症疼痛至关重要,而不会促进疾病。

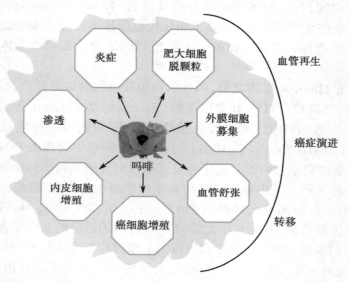

图 5.3　阿片类物质调节肿瘤微环境。阿片类物质与肿瘤内和循环中的多种细胞类型相互作用,这反过来修饰肿瘤微环境,导致炎症增加,肥大细胞脱颗粒,周细胞募集,通透性,增殖和血管舒张。这些细胞效应导致肿瘤血管生成,癌症进展和转移的增强

　　吗啡还刺激血小板衍生生长因子(PDGF)-BB 在内皮细胞中的表达(Luk 等,2012;Wen 等,2011)。Wen 文等发现生理相关剂量吗啡可增加人脑微血管内皮细胞中 PDGF-BB 的表达,增加其渗透性(Wen 等,2011)。我们的实验室证明吗啡刺激来自人脐静脉内皮细胞的 PDGF-BB 释放增加(Luk 等,2012)。在这项研究中,吗啡治疗乳腺癌转基因小鼠导致 PDGFR-b 在周围细胞上的共同激活和其对肿瘤脉管系统的募集。吗啡诱导的 PDGF-BB 可能增加肿瘤中的血管通透性。周围细胞向肿瘤脉管系统的募集可能对促进肿瘤血管发生有影响。

　　肥大细胞也被认为是促进血管生成和肿瘤进展的肿瘤微环境的重要组成部分(Ribatti 和 Crivellato,2011)。使用电流分析法进行功能测定,我们观察到,慢性炎症小鼠的吗啡治疗导致 5-羟色胺释放显著增加,表明其脱颗粒增加(Manning 等,2012)。吗啡诱导的肥大细胞脱颗粒可能有助于增加血管生

成和肿瘤进展。

吗啡还增加循环和肿瘤中的促炎细胞因子。吗啡在手术后给药 12 小时后,肿瘤坏死因子 –α（TNF–α）显著升高（Gomez–Vazquez 等,2012）。吗啡还通过 μ 型阿片类受体增加了从小胶质细胞释放几种细胞因子（Merighi 等,2012）。我们观察到,与用 PBS 处理的相比,用吗啡处理数周时,乳腺癌的转基因小鼠具有升高的促炎细胞因子（未发表的观察）。在啮齿动物中观察到的吗啡诱导的血管发生,肿瘤进展和转移可能是其对肿瘤内皮的直接作用的结果,以及有利于内皮和肿瘤细胞的生长和存活的微环境的结果。

5.6　阿片类物质诱导的血管生成对癌症进展和转移的相关性

我们和其他人已经证明吗啡可以在体外和体内刺激血管生成（Farooqui 等,2007；Fujioka 等,2011；Gupta 等,2002；Lennon 等,2012；Luk 等,2012；Mathew 等,2011；Poonawala 等,2005；Singleton 等,2006,2007）。吗啡在裸鼠中的 MCF–7 乳腺癌,A/J 小鼠的同基因小鼠 SCK 乳腺癌和 FVBN 小鼠中大量表达自发生长 T 抗原的乳腺癌中均诱导血管生成。类似的吗啡也促进小鼠 Lewis 肺癌异种移植物的血管发生,癌症进展和转移（Mathew 等,2011）。在小鼠中 H358 人肺癌异种移植物中 μ 型阿片类受体的过度表达导致肿瘤生长和转移增加,这表明 μ 型阿片类受体活性有助于癌症进展（Lennon 等,2012）。因此,肺癌和结肠癌报告的 μ 型阿片类受体表达增加可能在癌症进展中起作用。

研究显示与椎旁阻滞麻醉相比,使用吗啡术后镇痛复合全身麻醉间接增加了转移复发（Exadaktylos 等,2006）。在这项回顾性研究中,吗啡的剂量没有记录,但是全身麻醉和术后镇痛中均有使用。手术后随访时间为 32 ± 5 个月。此外,尽管吗啡使用,全身麻醉组与椎旁麻醉组相比,疼痛评分较高。全身麻醉组复发的可能性可能是吗啡的促癌作用。

因此,评估吗啡及其同事物对研究人类癌症进展的影响,并制定策略,以防止因镇痛需要而使用的阿片类物质对肿瘤进展的不利影响；这两点是至关重要的。

（张　萌　译　徐建国　校）

参考文献

Arerangaiah R, Chalasani N, Udager AM, Weber ML, Manivel JC, Griffin RJ, Song CW, Gupta K (2007) Opioids induce renal abnormalities in tumor-bearing mice. Nephron Exp Nephrol 105:e80–89. doi:10.1159/000098564

Bartoli M, Platt D, Lemtalsi T, Gu X, Brooks SE, Marrero MB, Caldwell RB (2003) VEGF differentially activates STAT3 in microvascular endothelial cells. FASEB J 17:1562–1564. doi:10.1096/fj.02-1084fje

Birnbaum Y, Ye Y, Rosanio S, Tavackoli S, Hu ZY, Schwarz ER, Uretsky BF (2005) Prostaglandins mediate the cardioprotective effects of atorvastatin against ischemia-reperfusion injury. Cardiovasc Res 65:345–355. doi:10.1016/j.cardiores.2004.10.018

Borner C, Kraus J, Schroder H, Ammer H, Hollt V (2004) Transcriptional regulation of the human mu-opioid receptor gene by interleukin-6. Mol Pharmacol 66:1719–1726. doi:10.1124/mol.104.003806

Chang SH, Liu CH, Conway R, Han DK, Nithipatikom K, Trifan OC, Lane TF, Hla T (2004) Role of prostaglandin e2-dependent angiogenic switch in cyclooxygenase 2-induced breast cancer progression. Proc Natl Acad Sci U S A 101:591–596. doi:10.1073/pnas.2535911100

Chen C, Farooqui M, Gupta K (2006) Morphine stimulates vascular endothelial growth factor-like signaling in mouse retinal endothelial cells. Curr Neurovasc Res 3:171–180

Ecimovic P, Murray D, Doran P, McDonald J, Lambert DG, Buggy DJ (2011) Direct effect of morphine on breast cancer cell function in vitro: role of the net1 gene. Br J Anaesth 107:916–923. doi:10.1093/bja/aer259

Exadaktylos AK, Buggy DJ, Moriarty DC, Mascha E, Sessler DI (2006) Can anesthetic technique for primary breast cancer surgery affect recurrence or metastasis? Anesthesiology 105:660–664

Farooqui M, Li Y, Rogers T, Poonawala T, Griffin RJ, Song CW, Gupta K (2007) COX-2 inhibitor celecoxib prevents chronic morphine-induced promotion of angiogenesis, tumour growth, metastasis and mortality, without compromising analgesia. Br J Cancer 97:1523–1531. doi:10.1038/sj.bjc.6604057

Fichna J, Janecka A (2004) Opioid peptides in cancer. Cancer Metastasis Rev 23:351–366. doi:10.1023/B:CANC.0000031773.46458.63

Fimiani C, Mattocks D, Cavani F, Salzet M, Deutsch DG, Pryor S, Bilfinger TV, Stefano GB (1999) Morphine and anandamide stimulate intracellular calcium transients in human arterial endothelial cells: coupling to nitric oxide release. Cell Signal 11:189–193

Fujioka N, Nguyen J, Chen C, Li Y, Pasrija T, Niehans G, Johnson KN, Gupta V, Kratzke RA, Gupta K (2011) Morphine-induced epidermal growth factor pathway activation in non-small cell lung cancer. Anesth Analg 113:1353–1364. doi:ANE.0b013e318232b35a [pii] 10.1213/ANE.0b013e318232b35a

Gomez-Vazquez ME, Hernandez-Salazar E, Novelo-Otanez JD, Cabrera-Pivaral CE, Davalos-Rodriguez IP, Salazar-Paramo M (2012) Effect of endovenous morphine vs. ketorolac on proinflammatory cytokines during postoperative analgesia in laparoscopic cholecystectomy. Cir Cir 80:56–62

Griffin RJ, Williams BW, Wild R, Cherrington JM, Park H, Song CW (2002) Simultaneous inhibition of the receptor kinase activity of vascular endothelial, fibroblast, and platelet-derived growth factors suppresses tumor growth and enhances tumor radiation response. Cancer Res 62:1702–1706

Gupta K, Kshirsagar S, Chang L, Schwartz R, Law PY, Yee D, Hebbel RP (2002) Morphine stimulates angiogenesis by activating proangiogenic and survival-promoting signaling and promotes breast tumor growth. Cancer Res 62:4491–4498

Gupta M, Yunfang L, Gupta K (2007) Opioids as promoters and regulators of angiogenesis. In: Maragoudakis ME, Papadimitriou E (eds) Angiogenesis: basic science and clinical applications. Transworld Research Network, Kerala, pp 303–317

Hood JD, Meininger CJ, Ziche M, Granger HJ (1998) VEGF upregulates ecNOS message, protein, and NO production in human endothelial cells. Am J Physiol 274:H1054–H1058

Hou YN, Vlaskovska M, Cebers G, Kasakov L, Liljequist S, Terenius L (1996) A mu-receptor opioid agonist induces AP-1 and NF-kappa B transcription factor activity in primary cultures of rat cortical neurons. Neurosci Lett 212:159–162

Julius D, Basbaum AI (2001) Molecular mechanisms of nociception. Nature 413:203–210. doi:10.1038/35093019

Leahy KM, Ornberg RL, Wang Y, Zweifel BS, Koki AT, Masferrer JL (2002) Cyclooxygenase-2 inhibition by celecoxib reduces proliferation and induces apoptosis in angiogenic endothelial cells in vivo. Cancer Res 62:625–631

Lennon FE, Mirzapoiazova T, Mambetsariev B, Salgia R, Moss J, Singleton PA (2012) Overexpression of the mu-opioid receptor in human non-small cell lung cancer promotes akt and mtor activation, tumor growth, and metastasis. Anesthesiology. doi:10.1097/ALN.0b013e31824babe2

Leo S, Nuydens R, Meert TF (2009) Opioid-induced proliferation of vascular endothelial cells. J Pain Res 2:59–66

Luk K, Boatman S, Johnson KN, Dudek OA, Ristau N, Vang D, Nguyen J, Gupta K (2012) Influence of morphine on pericyte-endothelial interaction: implications for antiangiogenic therapy. J Oncol 2012:458385. doi:10.1155/2012/458385

Madar I, Bencherif B, Lever J, Heitmiller RF, Yang SC, Brock M, Brahmer J, Ravert H, Dannals R, Frost JJ (2007) Imaging delta- and mu-opioid receptors by pet in lung carcinoma patients. J Nucl Med 48:207–213

Malmberg AB, Yaksh TL (1992) Hyperalgesia mediated by spinal glutamate or substance p receptor blocked by spinal cyclooxygenase inhibition. Science 257:1276–1279

Manning BM, Hebbel RP, Gupta K, Haynes CL (2012) Carbon-fiber microelectrode amperometry reveals sickle-cell-induced inflammation and chronic morphine effects on single mast cells. ACS Chem Biol 7:543–551. doi:10.1021/cb200347q

Mathew B, Lennon FE, Siegler J, Mirzapoiazova T, Mambetsariev N, Sammani S, Gerhold LM, LaRiviere PJ, Chen CT, Garcia JG, Salgia R, Moss J, Singleton PA (2011) The novel role of the mu opioid receptor in lung cancer progression: a laboratory investigation. Anesth Analg 112:558–567. doi:ANE.0b013e31820568af [pii] 10.1213/ANE.0b013e31820568af

Merighi S, Gessi S, Varani K, Fazzi D, Mirandola P, Borea PA (2012) Cannabinoid CB(2) receptor attenuates morphine-induced inflammatory responses in activated microglial cells. Br J Pharmacol 166:2371–2385. doi:10.1111/j.1476-5381.2012.01948.x

Nedelec E, Abid A, Cipolletta C, Presle N, Terlain B, Netter P, Jouzeau J (2001) Stimulation of cyclooxygenase-2-activity by nitric oxide-derived species in rat chondrocyte: lack of contribution to loss of cartilage anabolism. Biochem Pharmacol 61:965–978

Nylund G, Pettersson A, Bengtsson C, Khorram-Manesh A, Nordgren S, Delbro DS (2008) Functional expression of mu-opioid receptors in the human colon cancer cell line, HT-29, and their localization in human colon. Dig Dis Sci 53:461–466. doi:10.1007/s10620-007-9897-y

Onoprishvili I, Simon EJ (2007) Chronic morphine treatment up-regulates mu opioid receptor binding in cells lacking filamin A. Brain Res 1177:9–18. doi:10.1016/j.brainres.2007.08.020

Pol O (2007) The involvement of the nitric oxide in the effects and expression of opioid receptors during peripheral inflammation. Curr Med Chem 14:1945–1955

Pol O, Sasaki M, Jimenez N, Dawson VL, Dawson TM, Puig MM (2005) The involvement of nitric oxide in the enhanced expression of mu-opioid receptors during intestinal inflammation in mice. Br J Pharmacol 145:758–766. doi:10.1038/sj.bjp. 0706227

Poonawala T, Levay-Young BK, Hebbel RP, Gupta K (2005) Opioids heal ischemic wounds in the rat. Wound Repair Regen 13:165–174. doi:10.1111/j.1067-1927.2005.130207.x

Prevot V, Rialas CM, Croix D, Salzet M, Dupouy JP, Poulain P, Beauvillain JC, Stefano GB (1998) Morphine and anandamide coupling to nitric oxide stimulates GnRH and CRF release from rat median eminence: neurovascular regulation. Brain Res 790:236–244

Ribatti D, Crivellato E (2011) Mast cells, angiogenesis and cancer. In: Gilfillan AM, Metcalfe DD (eds). Mast Cell Biology: contemporary and emerging topics. Landes Bioscience and Springer Science + Business Media, Austin, pp 270–288

Rittner HL, Labuz D, Richter JF, Brack A, Schafer M, Stein C, Mousa SA (2007) CXCR1/2 ligands induce p38 MAPK-dependent translocation and release of opioid peptides from primary granules in vitro and in vivo. Brain Behav Immun 21:1021–1032. doi:10.1016/j.bbi.2007.05.002

Sacerdote P (2007) Immune cell-derived opioid peptides: back to the future. Brain Behav Immun 21:1019–1020. doi:10.1016/j.bbi.2007.06.006

Salvemini D, Misko TP, Masferrer JL, Seibert K, Currie MG, Needleman P (1993) Nitric oxide activates cyclooxygenase enzymes. Proc Natl Acad Sci U S A 90:7240–7244

Salvemini D, Seibert K, Masferrer JL, Misko TP, Currie MG, Needleman P (1994) Endogenous nitric oxide enhances prostaglandin production in a model of renal inflammation. J Clin Invest 93:1940–1947. doi:10.1172/JCI117185

Samad TA, Moore KA, Sapirstein A, Billet S, Allchorne A, Poole S, Bonventre JV, Woolf CJ (2001) Interleukin-1beta-mediated induction of Cox-2 in the CNS contributes to inflammatory pain hypersensitivity. Nature 410:471–475. doi:10.1038/35068566

Sanchez-Simon FM, Ledo AS, Arevalo R, Rodriguez RE (2012) New insights into opioid regulatory pathways: influence of opioids on Wnt1 expression in zebrafish embryos. Neuroscience 200:237–247. doi:10.1016/j.neuroscience.2011.10.026

Singleton PA, Lingen MW, Fekete MJ, Garcia JG, Moss J (2006) Methylnaltrexone inhibits opiate and VEGF-induced angiogenesis: role of receptor transactivation. Microvasc Res 72:3–11. doi:10.1016/j.mvr.2006.04.004

Singleton PA, Moreno-Vinasco L, Sammani S, Wanderling SL, Moss J, Garcia JG (2007) Attenuation of vascular permeability by methylnaltrexone: role of mOP-R and S1P3 transactivation. Am J Respir Cell Mol Biol 37:222–231. doi:10.1165/rcmb.2006-0327OC

Stefano GB, Hartman A, Bilfinger TV, Magazine HI, Liu Y, Casares F, Goligorsky MS (1995) Presence of the mu3 opiate receptor in endothelial cells: coupling to nitric oxide production and vasodilation. J Biol Chem 270:30290–30293

Stefano GB, Salzet M, Magazine HI, Bilfinger TV (1998) Antagonism of LPS and IFN-gamma induction of iNOS in human saphenous vein endothelium by morphine and anandamide by nitric oxide inhibition of adenylate cyclase. J Cardiovasc Pharmacol 31:813–820

Stein C, Schafer M, Machelska H (2003) Attacking pain at its source: new perspectives on opioids. Nat Med 9:1003–1008. doi:10.1038/nm908

Stephenson EJ, Gupta K (2006) Existence and modus operandii of opioid receptors in endothelium. In: Aird W (ed) The endothelium: a comprehensive reference. Cambridge University Press, Cambridge, MA, pp 451–460

Suzuki S, Chuang LF, Doi RH, Chuang RY (2003) Morphine suppresses lymphocyte apoptosis by blocking p53-mediated death signaling. Biochem Biophys Res Commun 308:802–808

Ustun F, Durmus-Altun G, Altaner S, Tuncbilek N, Uzal C, Berkarda S (2011) Evaluation of morphine effect on tumour angiogenesis in mouse breast tumour model, EATC. Med Oncol 28:1264–1272. doi:10.1007/s12032-010-9573-5

Weber ML, Vang D, Velho PE, Gupta P, Crosson JT, Hebbel RP, Gupta K (2012) Morphine promotes renal pathology in sickle mice. Int J Nephrol Renovasc Dis 5:109–118

Wen H, Lu Y, Yao H, Buch S (2011) Morphine induces expression of platelet-derived growth factor in human brain microvascular endothelial cells: implication for vascular permeability. PLoS One 6:e21707. doi:10.1371/journal.pone.0021707

Westly HJ, Kleiss AJ, Kelley KW, Wong PK, Yuen PH (1986) Newcastle disease virus-infected splenocytes express the proopiomelanocortin gene. J Exp Med 163:1589–1594

Wong CS, Hsu MM, Chou R, Chou YY, Tung CS (2000) Intrathecal cyclooxygenase inhibitor administration attenuates morphine antinociceptive tolerance in rats. Br J Anaesth 85:747–751

Yuen JW, So IY, Kam AY, Wong YH (2004) Regulation of STAT3 by mu-opioid receptors in human neuroblastoma SH-SY5Y cells. Neuroreport 15:1431–1435

第六章
阿片类药物是否会影响癌症的复发或转移?
当前实验及转化证据

Hilary Shanahan, Marie-Odile Parat, Donal Buggy

摘　要　"不伤害"是医学实践中一项基本原则。阿片类药物长期以来一直是治疗急慢性癌痛的主流药物,但是在癌症患者治疗过程中给予阿片类药物是否会弊大于利呢? 本章探讨了关于阿片类药物及其对癌症复发与转移相关影响的实验和横向研究。

关键词　阿片类药物·癌症复发与转移·麻醉·镇痛·吗啡·疼痛

缩写词

BAEC	牛主动脉内皮细胞
JNK	c-Jun N- 末端激酶
COX-2	环氧化酶 -2
CTL	细胞毒 T 淋巴细胞
DNA	脱氧核糖核酸
ERAS	加速术后康复
FADD	与 Fas 相关的死亡域
HPA	下丘脑 – 垂体 – 肾上腺
Lewis Lung Carcinoma	里维斯肺癌
MSC	间充质干细胞
MMP	基质金属蛋白酶
MAPK	丝裂原活化蛋白激酶
MOR	μ 阿片受体
NK	自然杀伤细胞

NSCLC	非小细胞肺癌
NFκB	核因子 κB
PDGFR–b	PDGF 受体 –β
PDGF–BB	血小板衍生生长因子 –BB
PGE2	前列腺素 E2
ROS	活性氧
TGF–β	转化生长因子 β
uPA	尿激酶型纤溶酶原激活物
VEGF	血管内皮生长因子

6.1　引言

　　本章概述了有关阿片类药物对癌细胞生物学和结果的影响的最新相关知识。由于目前临床证据有限，本文总结的主要是与癌症模型有关的结果，包括细胞和组织培养和活体动物模型。癌细胞增殖与细胞凋亡之间的平衡，以及那些幸存的细胞入侵其他组织并迁移到遥远的宿主细胞的能力对癌症患者的影响。已经显示阿片类物质直接影响癌细胞增殖，细胞凋亡，侵袭和迁移，并且可通过对免疫系统、血管生成和局部放电的影响间接影响癌症传播。然而文献中关于阿片类物质是否最终促进或阻碍癌细胞的存活和传播的报道是矛盾的，本章概述了目前的证据。

6.2　阿片类物质对肿瘤细胞的直接影响

6.2.1　阿片类物质对肿瘤细胞的繁殖与凋亡的直接影响

　　已经有人提出了许多受体类型和作用机制在癌细胞增殖中发挥作用。阿片受体不仅存在于中枢和周围神经系统，而且在癌细胞中的阿片类物质受体在内源性和外源性阿片类物质对癌细胞的作用中起重要作用（Maneckjee 和 Minna，1990；Hatzoglou 等，1996；Kampa 等，1997；Fichna 等，2005；Nylund 等，2008；Kerros 等，2009；Mathew 等，2011）。20 世纪 90 年代的一些研究显示，通过使用吗啡激活癌细胞中阿片受体可以减少肿瘤细胞繁殖（Maneckjee 和 Minna，1990；Maneckjee 等，1990；Kampa 等，1997）。还有人提出与生长抑素受体 SSTR2 的相互作用（Hatzoglou 等，1995），抑制核因子 κB（NFκB）活化（Sueoka 等，1998），抑制肿瘤坏死因子 α（TNFα）表达（Sueoka 等，1996）和 p53 激活（Tegeder 等，2003）也在应用吗啡减少肿瘤细胞繁殖中起作用。然而，最近的一些研究却提出不同的结果。Mathew 等人发现在非小细胞肺癌（NSCLC）患者和几种非小细胞肺癌的同细胞系的肺样本中 μ 阿片受体（MOR）表达增加了 5~10 倍，相对于 20 世纪 90 年代的研究发现 Lewis 肺癌细胞在体外暴露于吗啡时增殖会增加，这一发现被认为涉及 μ 阿片受体的作用。这一效应可被 u 阿片受体拮抗剂（甲基纳曲酮）减弱，表明 μ 阿片受体可作为肺癌治疗的潜在靶标（Mathew 等，2011）。

尽管大部分研究表明吗啡可以抑制肿瘤细胞增殖，也有部分研究得出了不同的结果，即吗啡会促进肿瘤细胞增殖（Mathew 等，2011），或者使用吗啡时肿瘤细胞增殖并未发生变化（Nylund 等，2008；Gach 等，2009）。研究的癌细胞系的多样性和不同浓度的吗啡使用或许可以作为与癌细胞增殖相关的相互矛盾的结果的解释。

阿片类药物的使用也可以直接影响细胞凋亡。许多研究发现当暴露于吗啡时，细胞凋亡会增加（Maneckjee 和 Minna，1994；Zagon 和 McLaughl，2003；Tegeder 等，2003；Yin 等，2006；Lin 等，2009）。Maneckji 和 Minna 研究了阿片类物质和尼古丁与肺癌细胞凋亡的关系，他们发现阿片类药物会诱发细胞凋亡而尼古丁会抑制细胞凋亡。阿片类药物给药后 2 小时，DNA 片段化及细胞凋亡会呈剂量依赖性增加。研究显示阿片类药物诱发的细胞凋亡可被尼古丁抑制，正支持了其他文献所提示的尼古丁是一种促癌剂的结果（Maneckjee 和 Minna，1994）。蛋白激酶 C 活性的降低似乎与吗啡相关的细胞凋亡有关。Tegeder 等人提出纳洛酮非依赖性 p53 的稳定化，后续的促凋亡因子 p21、Bax 及 Fas 死亡受体的增加，可能与更高浓度吗啡（≥500μm）时观察到的癌细胞凋亡增加的作用机制有关（Tegeder 等，2003）。Zagon 和 McLaughlin 研究了三种人类癌细胞系——HT-29 结肠腺癌，MIA PaCa-2 胰腺癌和 CAL-27 头颈鳞状细胞癌，并发现吗啡促凋亡作用可被纳洛酮部分逆转（Zagon 和 McLaughl，2003）。Yin 等人研究了人类 Jurkat 白血病细胞，并且研究者观察到当细胞暴露于吗啡时，可能通过活化 Fas 相关死亡域（FADD）/ p53，抗凋亡 PI3 激酶 / Akt 和 NF-kB 的途径促进凋亡（Yin 等，2006）。Lin 等人研究了慢性高剂量吗啡对神经母细胞瘤细胞的影响。他们指出其促细胞凋亡的作用剂量依赖性增加。通过吗啡激活 c-Jun N- 末端激酶（JNK）可导致反应性活性氧（ROS）增加，促凋亡蛋白 Bim 的上调和抗凋亡蛋白 Bcl-2 的下调，导致细胞色素 c 释放和 capase-3 及 capase-9 激活增加（Lin 等，2009）。

Hatsukari 等提出许多以前的研究发现吗啡的促凋亡作用是因为使用了细

胞毒性剂量而不是临床相关剂量的吗啡（10^8M 被认为是临床相关浓度）。他们发现毫摩尔浓度的吗啡对人类肿瘤细胞株的细胞毒性显著高于对正常人类细胞的细胞毒性。在临床使用的吗啡浓度下，在两种癌细胞系 HL-60 和 A549 中可观察到早期凋亡标志物，MCF7 癌细胞中坏死细胞数量较多。与吗啡的细胞毒性浓度相比，临床使用的吗啡浓度未能激活任何半胱天冬酶物质并且仅能诱导微量的 DNA 片段化。不过最近 Qin 等人的研究显示吗啡浓度低至 0.1μM 时可诱导 caspase-9 和 caspase-3 表达，降低存活率和减少 NFkB 表达，并引起 G2/M 细胞周期停滞（Hatsukari 等，2007）。与上述显示吗啡促凋亡作用的研究相反，Qin 等人发现吗啡可呈剂量依赖性的抑制多柔比星在神经母细胞瘤中的抗肿瘤活性。研究者提出当神经母细胞瘤细胞暴露于吗啡时，吗啡抑制活性氧产生和细胞色素 c 释放以及抑制 NFkB 活化的过程可能参与了抑制多柔比星诱导的细胞凋亡的机制（Qin 等，2012）。

6.2.2　阿片类药物对肿瘤细胞侵袭性及转移的直接作用

关于阿片类药物在癌细胞侵袭、迁移和另一处组织中的二次生长中的作用的相关研究的结果也是充满矛盾的。体外研究显示，应用吗啡可以促进乳腺癌的转移，这一作用是由 NET1 基因表达增加介导的（Ecimovic 等，2011）。在另一个不同的研究中，μ 阿片受体被认为是肺癌进展的重要介质。研究者发现在人类非小细胞肺癌中 MOR 的过度表达可以促进 Akt 和 mTOR 活化，促进肿瘤生长和迁移（Lennon 等，2012）。

Nylund 等研究发现浓度为 0.1uM 的吗啡明显增加了尿激酶型纤溶酶原激活物（uPA）的分泌，而 uPA 是一种涉及癌细胞的侵袭和转移的蛋白酶（Nylund 等，2008）。Gach 等人也研究了 μ 阿片受体激动剂对 uPA 分泌的影响，结果发现吗啡大大刺激了 MCF-7 乳腺癌细胞系中的 uPA 的分泌（Gach 等，2009）。吗啡通过阿片受体激活表皮生长因子途径这一过程也被认为与人类非小细胞肺癌的侵袭性有关（Fujioka 等，2011）。

相对的，也有部分研究认为阿片类物质抑制肿瘤细胞的侵袭和转移，或者对其没有作用。在乳腺癌细胞系 MCF-7 中检测了吗啡对基质金属蛋白酶（MMP）-2 和基质金属蛋白酶（MMP）-9 以及对参与细胞外基质降解和癌细胞侵袭的蛋白水解酶的影响。阿片类物质似乎抑制基质金属蛋白酶分泌，并且阿片类物质受体拮抗剂纳洛酮不会逆转这种抑制作用。研究者提出一氧化氮系统介导吗啡的作用（Gach 等，2011）。Harimaya 等人研究了结肠 26-L5 癌细胞暴露于吗啡的变化，发现吗啡通过抑制结肠癌细胞对细胞外基质的黏附和迁移以及其通过基底膜的侵袭明显减少了肿瘤集落和肺转移的数量（Harimaya 等，2002）。另一方面，Zagon 等人研究了阿片类激动剂和拮抗剂对三种人类癌症的七种癌细胞系的作用（胰腺癌，结肠癌，头颈部鳞状细胞癌）。他们发现阿片受体激动剂或拮抗剂对癌细胞迁移，趋化性或任何癌细胞系的侵袭没有影响（Zagon 等，2007）。

6.3　阿片类药物的间接作用

6.3.1　阿片类药物对血管生成的影响

血管生成或者新的血管的形成，对于肿瘤的生长或扩散非常重要，而关于阿片类物质对肿瘤血管生成的影响的研究结果是相互矛盾。有许多体外组织或细胞的研究以及动物体内的研究关于吗啡对于血管生成的影响。Leo 等人研究了吗啡对于内皮细胞的影响，因为内皮细胞在血管生成中有重要作用。在离体研究中，他们发现吗啡可以刺激内皮细胞的增殖 – 已知表达 u3 阿片受体 – 从而潜在地促进血管生成。而吗啡的这种作用可能有丝裂原激活蛋白激酶途径参与其中（Leo 等，2009）。Singleton 等人在离体实验中研究了吗啡对于人皮肤微血管内皮细胞的作用。他们揭露出吗啡是通过血管内皮生长因子受体反式调节增加其迁移和增殖（Singleton 等，2006）。Chen 等研究了吗啡对小鼠视网膜内皮细胞的影响，且发现吗啡通过丝裂原活化蛋白激酶（MAPK）途径促进内皮细胞的增殖并使其存活增加（Chen 等，2006）。有许多活体动物研究显示暴露于阿片类物质后肿瘤血管生成增加。Ustun 等人进行的一项临床前研究发现当动物暴露于镇痛剂量的吗啡（相当于一个 70kg 的人每天使用 50mg 的吗啡）时，小鼠乳腺癌中血管生成增加。这项研究中，吗啡引发的血管生成是通过微血管密度和多普勒超声检查证实的（Ustun 等，2011）。在另一项小鼠研究中，Luk 等人发现临床相关剂量的吗啡刺激肿瘤血管生成，其通过增强内皮细胞周期相互作用增加小鼠乳腺癌肿瘤血管中周期性蛋白的聚集和覆盖。此外，在离体研究中发现吗啡刺激内皮细胞分泌血小板衍生生长因子 –BB（PDGF–BB）并刺激 PDGFβ 受体（PDGFR–β）在细胞周期中的信号传导（Luk 等，2012）。更早的时候，Gupta 等人发现吗啡通过激活促血管生成信号传导从而刺激人微血管内皮细胞增殖和血管生成，并且在临床相关浓度下促进小鼠中的人乳腺肿瘤异种移植模型中的乳腺肿瘤生长（Gupta 等，2002）。与这些研究相反，Koodie 等人通过使用小鼠中的 Lewis 肺癌细胞（LLCs）发现使用临床相关剂量下的吗啡可以显著抑制肿瘤细胞诱导的血管生成。他们研究发现,与安慰剂治疗相比,吗啡显著降低血管密度,减少血管分支和血管长度。并且在小鼠的研究中发现,同时使用阿片受体拮抗剂(纳曲酮)或敲除小鼠的 μ- 阿片类物质受体可以消除这一效果,证明在体内阿片受体参与其中。作者认为,抑制缺氧诱导的线粒体 p38 MAPK 通路介导了吗啡对血管生成的抑制作用(Koodie 等,2010)。

6.3.2　阿片类药物对免疫系统功能的影响

免疫系统在癌细胞增殖 / 凋亡和扩散中起重要作用。肿瘤细胞表达的抗原能吸引免疫系统细胞的侵袭;活化 T 细胞,自然杀伤细胞和细胞因子。阿片类物质可能通过直接作用于免疫系统的细胞,或通过调节下丘脑 – 垂体 – 肾上腺(HPA)轴对疼痛或外科刺激的反应来影响细胞免疫应答。在一个旨在评估吗啡对单纯疱疹病毒重新激活的影响的活体小鼠研究中,Mojadadi 等人发现急性期给予吗啡可导致溶细胞 T 淋巴细胞活性降低和淋巴细胞增殖减少(Mojadadi 等,2009)。相比之下,在离体实验中,Fuggetta 等人检查了吗啡对人细胞毒性 T 淋巴细胞(CTL)产生的影响,发现分级浓度的吗啡通过直接影响 T 依赖性细胞介导的免疫的诱导期可增强 CTL 的反应,但不影响自然杀伤(NK)细胞的活性(Fuggetta 等,2005)。不同的阿片类物质对免疫系统发挥不同的作用。Franchi 等人进行了大鼠的体内研究,主要研究了对外科刺激的免疫应答;不同阿片类物质的免疫抑制特性以及那些阿片类物质减弱手术刺激引起的免疫反应的能力。他们发现手术刺激本身可降低 NK 细胞功能和增加肿瘤转移。他们还发现即使没有手术刺激,吗啡和芬太尼本身都是免疫抑制剂。然而,他们发现一种有效的部分 u 受体激动剂即丁丙诺啡可以减轻手术刺激对 HPA 轴的影响,并防止由外科刺激引起的肿瘤转移增加(Franchi 等,2007)。Shavit 等人还观察了活体动物研究中在没有伴随手术压力的情况下,芬太尼的免疫抑制特性。他们总结出芬太尼抑制了自然杀伤细胞的细胞毒性,并增加了肿瘤转移的风险(Shavit 等,2004)。在一项关于人外周血淋巴细胞的体外研究中,Ohara 等人发现吗啡没有诱导凋亡过程(Ohara 等,2005)。相比之下,在活体鼠模型研究中发现曲马多可通过抑制手术对 NK 细胞功能的影响和 NK 敏感性 MADB106 肿瘤细胞向肺的转移扩散,从而表明其具有保护作用。相比之下,吗啡在这项研究中没有减轻手术引起的肺转移增加。曲马多不仅可以预防手术引起的 NK 抑制,而且在非手术大鼠中,曲马多实际上增加了 NK 活性(Gaspani 等,2002)。Forget 等人在活体动物研究中研究了在外科刺激后不同时间点芬太尼对 NK 功能的影响。在剖腹手术前 1 小时给予芬太尼，并且在给药后 8 天内在不同时间点在体外定量自然杀伤细胞的活性。手术后第一个 24 小时 NK 活性迅速增加，随后 NK 功能显著降低，术后 8 天最终恢复到基线水平。有或没有手术刺激，芬太尼都可抑制自然杀伤细胞功能。

6.3.3   阿片类药物对炎症的影响

局部的炎症反应可能在肿瘤细胞的繁殖中起重要作用。在一项有关进行乳腺切除术和乳腺癌治疗的腋窝清除术的妇女的回顾性研究中，Forget 等人发现与其他镇痛药相比，术中使用非甾体抗炎药物酮咯酸可降低乳腺癌患者癌症复发的风险（Forget 等，2010b）。在小鼠乳腺癌模型的研究中，Farooqui 等人发现，连续 2 周给予临床相关剂量的吗啡可以刺激促炎因子环加氧酶 -2（COX-2）和前列腺素 E2（PGE2）产生。研究发现给予 COX-2 抑制剂塞来昔布可以防止这种吗啡刺激诱导的 COX-2 和 PGE2 的产生，随后减少血管生成，减少肿瘤生长，转移和降低死亡率（Farooqui 等，2007）。

6.3.4   在体外吗啡的间接反应效应

我们已经测定了在体内给予吗啡在生物反应检验中的作用。连续 3 天，每 12 小时往小鼠腹膜内注射 10mg/kg 硫酸吗啡，于第 4 天收集血清，并在培养基和对照培养基中分别加入由吗啡和盐水处理的小鼠制备的 2% 血清，在改进的 Boyden 室测定细胞迁移。由吗啡处理的小鼠的血清是比盐水处理的小鼠的血清更有效的化学吸引剂（图 6.1a）。这一效应在牛主动脉内皮细胞（BAEC）（促血管生成作用）和 4T1 乳腺癌细胞（前体转录效应）中都存在，尽管在 4T1 迁移试验中与 BAEC 迁移试验差异显著。在最后一次注射吗啡 12 小时后取血样，我们证实这种作用不是使用基于 ELISA 和质谱法测量的吗啡治疗后小鼠血清中的残留吗啡介导的。此外，由吗啡处理的小鼠血清诱导的细胞迁移的增加不被纳洛酮逆转（图 6.1b）。证实吗啡处理后的小鼠的血清的促迁移作用不是由于在采血时存在残留的吗啡。最后，我们通过比较 4T1 乳腺癌细胞在灭活或不加热的吗啡和盐水处理的小鼠血清中的迁移，证实了存在于吗啡处理的小鼠的血清中的可溶性因子对热灭活敏感。对照组细胞向无血清培养基转移。该实验（图 6.1c）显示，通过热灭活可消除吗啡和盐水处理的小鼠的血清之间的促迁移能力的差异(*P*<0.001)。综合考虑,我们的实验揭示了吗啡处理对于细胞迁移的间接作用。这种间接作用可能源自循环中药理活性浓度的吗啡被消除后,存在于血清中的热敏感的可溶性因子。相似的生物反应方法已被应用于临床研究中(Deegan 等,2009,2010)。

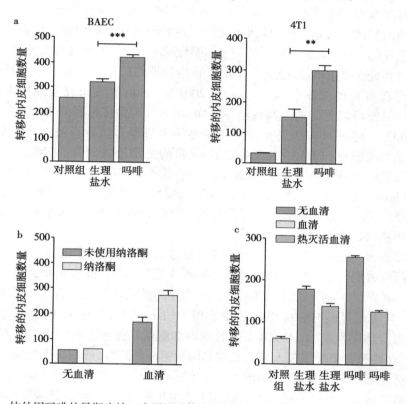

图 6.1　体外用吗啡的早期疗效。为了测试体内给予吗啡在生物反应测定中的作用,每 12 小时小鼠腹腔注射 10mg/kg 吗啡硫酸盐,连续注射 3 天。对照小鼠注射 0.9% NaCl。在一个实验中所有的老鼠都是同窝同胞。在最后一次注射 12 小时后,对小鼠实施安乐死并采集血液,血清样品在改良的 Boyden 检验室中用作测定的化学引诱物。所有实验均经机构动物伦理委员会批准。(a)牛主动脉内皮细胞(BAEC)和 4T1 乳腺癌细胞被诱导迁移到连续 3 天中用吗啡或盐水处理的分离的 2% 血清样本中。(续)对照细胞迁移到无血清培养基(随机迁移)。误差条代表 SEM。每组 n=4 只小鼠。**P<0.01,***P<0.001。(b)通过将来自吗啡处理的小鼠的 2% 血清置于迁移室的底部孔中来诱导 4 个 T1 细胞的迁移。在一些血清样品加入纳洛酮 0.07μM,以中和血清中存在的潜在残留吗啡。误差条代表 SEM。n=3 只小鼠。(c)来自吗啡或盐水处理的小鼠的血清在 56℃下热灭活 1 小时。通过将 2% 热灭活的血清或未加热的血清置于迁移室的底部孔中来诱导 4T1 细胞的迁移。对照细胞迁移到无血清培养基(随机迁移)。误差条代表 SEM。每个样品 n=8 个孔

6.4　阿片类与非阿片类药物用于癌症手术镇痛的临床试验

　　有证据表明疼痛本身及其对交感神经系统和免疫系统的作用,可以刺激癌细胞的扩散和传播,所以任何可以控制疼痛的方法在预防癌症转移中都是至关重要的。Macfarlane 进行了一项前瞻性研究,对存在疼痛的患者(广泛和区域性疼痛)随访超过 8 年,并发现了在中长期内广泛性疼痛与癌症性死亡之间存在有趣的关联(Macfarlane 等,2001)。Smith 等人研究发现植入性鞘内给药系统可以更好地控制难治性癌痛,从而改善癌症患者的生存率(Smith 等,2002)。这一研究结果支持了控制疼痛本身即对患者有益的这一假设,这已是加速康复(ERAS)的成功之道,其目的主要是减少手术应激反应。已有研究表明在减少疼痛可以结直肠手术患者术后住院时间和并发症发生率(Varadhan 等,2010)。此外,Sasamura 等人研究发现通过给予吗啡或行坐骨神经神经切除术控制疼痛可以减少行后爪疼痛肿瘤接种小鼠模型的肿瘤生长和肺转移(Sasamura 等,2002)。

　　然而,是否癌症手术中不同的镇痛方法,其给患者带来的益处也不一样呢。研究者们已设计许多研究旨在评估阿片类与局部镇痛方法相比对癌细胞繁殖和扩散的影响。假设局部麻醉在手术中降低阿片类物质需求和局部淋巴流量,其使用可能与癌症患者的益处相关(Ismail 等,2010)。Deegan 等人将雌激素受体阴性的 MDA-MB-231 乳腺癌细胞系暴露于乳腺癌手术患者的血清中,这些患者接受了吸入剂七氟烷和阿片镇痛的麻醉,或用异丙酚输注麻醉和椎旁止痛。结果发现,丙泊酚/椎旁麻醉/镇痛血清组血清比七氟烷/阿片类血清组血清在体外更能抑制乳腺癌细胞的增殖,但不会影响其转移(Deegan 等,2009)。Looney 等人进行了一项临床随机对照试验,观察效果乳腺癌手术中麻醉技术对于促进乳腺癌血管生成和转移的相关因子即血管内皮生长因子(VEGF)-C 和转化生长因子 β(TGF-b)的影响。他们也比较了异丙酚/椎旁镇痛麻醉和七氟烷/阿片类物质麻醉技术。他们发现在术后 2h 随机分配到异丙酚/椎旁镇痛麻醉组的患者比七氟烷/阿片类物质麻醉组疼痛少。术后七氟烷/阿片类物质麻醉组患者血清中血管内皮生长因子水平增加,而异丙酚/椎旁镇痛麻醉组血管内皮生长水平不变。相比之下,七氟烷/阿片类物质麻醉组术后 TGF-β 水平降低。作者总结出以下结论:麻醉技术改变了血清中与乳腺癌血管生成相关的因子浓度(Looney 等,2010)。Deegan 等人进一步测试了镇痛技术在乳腺癌手术(丙泊酚/椎旁组与七氟烷阿片类物质组)中的作用及其对循环中抗原性细胞因子,抗致癌细胞因子和基质金属蛋白酶(MMPs)

水平的影响。他们发现,在丙泊酚/椎旁麻醉镇痛患者中,与术前相比,术后患者的白细胞介素1b(IL-1b)水平明显降低,术后患者的MMP降低明显减少,IL-10)与七氟烷/阿片类物质组患者相比,丙泊酚/椎旁麻醉镇痛组其MMP-3和MMP-9显著衰减,白细胞介素10水平明显升高(Deegan等,2010)。

　　还有一些研究关注的是麻醉/止痛技术对癌症结局的影响。Biki等回顾性分析了接受前列腺癌前列腺切除术的患者的病历记录,并比较了接受阿片类镇痛或硬膜外镇痛的患者术后前列腺特异性抗原(PSA)水平。PSA为癌症复发的生物学标志物。他们发现硬膜外镇痛与阿片类镇痛相比,其生化性癌症复发风险显著降低(Biki等,2008)。然而,在类似的研究中,作者观察根治性前列腺切除术后的疾病复发,并比较单独接受全身麻醉组与行局部麻醉组患者的复发,结果显示组间无病生存率差异无统计学意义(Tsui等,2010)。Wuethrich等人回顾性分析研究了耻骨后根治性前列腺切除术病历,比较了阿片/酮咯酸镇痛与胸膜硬膜外镇痛。发现硬膜外镇痛与癌症进展的风险降低有关,但是两组间生物化学无复发生存,癌症特异性存活率或总体生存率无显著差异(Wuethric等,2010)。Forget等人回顾性分析了接受耻骨后根治性前列腺切除术的患者癌症复发的情况,发现舒芬太尼的给药与癌症复发的风险增加相关,而使用局部麻醉剂和阿片类物质联合的硬膜外镇痛不会引起癌症的复发(Forget等,2011)。

　　已经有人进行了有关其他类型癌症的研究。De Oliveira等人调查了卵巢癌患者接受手术治疗到肿瘤复发的时间,发现硬膜外镇痛的使用与更长时间的癌症无复发相关(De Oliveira等,2011)。Cummings等人对接受非转移性结肠直肠癌手术的患者进行了回顾性的大样本队列研究,发现硬膜外镇痛与生存获益有关,但他们的研究并没有证明硬膜外镇痛与减少癌症复发之间的联系(Cummings等,2012)。Day等人回顾性分析了接受手术的结肠直肠癌患者的病历。患者分别接受区域性麻醉镇痛或阿片类镇痛,研究者发现,组间总体无病生存率无显著差异(Day等,2012)。Exadaktylos等人回顾性研究了接受乳房切除术和腋窝清除率的乳腺癌患者的资料,并比较了围术期行椎旁止痛和阿片类镇痛的情况。作者认为椎旁镇痛患者的癌症复发或转移风险降低(Exadaktylos等,2006)。Lucchinetti等研究了局麻药利多卡因,罗哌卡因和布比卡因及其对间充质干细胞(MSC)生物学的影响。所有局部麻醉剂显著降低MSC增殖,而MSC对手术后肿瘤生长和扩散以及伤口愈合有重要意义(Lucchinetti等,2012)。最后,一项前瞻性的大样本多中心随机对照试验对腹部接受腹部主要脏器癌症手术患者行全身麻醉联合使用/或不联合围术期硬膜外镇痛进行了比较,揭示了硬膜外用药与本组患者无瘤生存改善无关(Myles等,2011)。

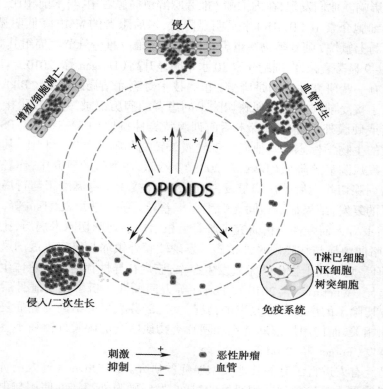

图 6.2   癌细胞增殖和扩散的阶段，以及与每个阶段阿片类物质的影响相冲突的证据

6.5   阿片类药物用于急慢性疼痛中的相关研究结果

阿片类药物既用于癌症手术中调控急性疼痛，同时也用于治疗慢性癌痛。而在这两种情况下，阿片类药物对癌症的生长和转移的影响可能不同。例如，在一项临床前研究中，Martucci 等人已经比较了急性期给予芬太尼和丁丙诺啡和两种药物长期使用对小鼠免疫系统的影响。研究的参数是淋巴细胞增殖、自然杀伤细胞活性、白介素 2（IL-2）和干扰素 γ 的生成。研究表明丁丙诺啡在任何时候对免疫系统几乎没有影响，而芬太尼在短期内有免疫抑制的作用，但当用药时间更长时，这变得不那么相关，因为连续使用芬太尼 7 天后免疫系统恢复到基线的水平（Martucci 等，2004）。

6.6　结论

长期以来,阿片类药物一直是癌症患者疼痛治疗的主流药物,无论是围术期急性痛或者难治性癌症性疼痛都可以使用阿片类药物治疗。但是否阿片类药物的使用弊大于利呢？如上研究结果所示,阿片类物质给药对癌细胞生物学的各个方面影响的结果是相互矛盾的(图6.2)。癌症手术中,对比阿片类物质与非阿片类镇痛药物在癌症手术中的作用的临床研究结果也是相互冲突的,最终并没有统一的结论。在这些问题得到解决之前,在可能的情况下使用阿片类物质的替代药物是否合理？或者更重要的是在这些患者中积极治疗疼痛,并尽可能减轻应激反应？因此,还需要进行前瞻性大样本多中心随机对照试验来回答这一领域的许多重要问题。

（潘　鑫　译　段满林　校）

参考文献

Biki B, Mascha E, Moriarty DC, Fitzpatrick JM, Sessler DI, Buggy DJ (2008) Anesthetic technique for radical prostatectomy surgery affects cancer recurrence: a retrospective analysis. Anesthesiology 109:180–187

Chen C, Farooqui M, Gupta K (2006) Morphine stimulates vascular endothelial growth factor-like signaling in mouse retinal endothelial cells. Curr Neurovasc Res 3:171–180

Cummings KC III, Xu F, Cummings LC, Cooper GS (2012) A comparison of epidural analgesia and traditional pain management effects on survival and cancer recurrence after colectomy: a population-based study. Anesthesiology 116:797–806

Day A, Smith R, Jourdan I, Fawcett W, Scott M, Rockall T (2012) Retrospective analysis of the effect of postoperative analgesia on survival in patients after laparoscopic resection of colorectal cancer. Br J Anaesth 109:185–190

De Oliveira G Jr, Ahmad S, Schink JC, Singh DK, Fitzgerald PC, McCarthy RJ (2011) Intraoperative neuraxial anesthesia but not postoperative neuraxial analgesia is associated with increased relapse-free survival in ovarian cancer patients after primary cytoreductive surgery. Reg Anesth Pain Med 36:271–277

Deegan CA, Murray D, Doran P, Ecimovic P, Moriarty DC, Buggy DJ (2009) Effect of anaesthetic technique on oestrogen receptor-negative breast cancer cell function in vitro. Br J Anaesth 103:685–690

Deegan CA, Murray D, Doran P, Moriarty DC, Sessler DI, Mascha E, Kavanagh BP, Buggy DJ (2010) Anesthetic technique and the cytokine and matrix metalloproteinase response to primary breast cancer surgery. Reg Anesth Pain Med 35:490–495

Ecimovic P, Murray D, Doran P, McDonald J, Lambert DG, Buggy DJ (2011) Direct effect of morphine on breast cancer cell function in vitro: role of the NET1 gene. Br J Anaesth 107:916–923

Exadaktylos AK, Buggy DJ, Moriarty DC, Mascha E, Sessler DI (2006) Can anesthetic technique for primary breast cancer surgery affect recurrence or metastasis? Anesthesiology 105:660–664

Farooqui M, Li Y, Rogers T, Poonawala T, Griffin RJ, Song CW, Gupta K (2007) COX-2 inhibitor celecoxib prevents chronic morphine-induced promotion of angiogenesis, tumour growth, metastasis and mortality, without compromising analgesia. Br J Cancer 97:1523–1531

Fichna J, Krajewska U, Rozalski M, Mirowski M, Janecka A (2005) Characterization of the [125I] endomorphin-2 binding sites in the MCF7 breast cancer cell line. Peptides 26:295–299

Forget P, Collet V, Lavand'homme P, De Kock M (2010a) Does analgesia and condition influence immunity after surgery? Effects of fentanyl, ketamine and clonidine on natural killer activity at different ages. Eur J Anaesthesiol 27:233–240

Forget P, Vandenhende J, Berliere M, Machiels JP, Nussbaum B, Legrand C, De Kock M (2010b) Do intraoperative analgesics influence breast cancer recurrence after mastectomy? A retrospective analysis. Anesth Analg 110:1630–1635

Forget P, Tombal B, Scholtes JL, Nzimbala J, Meulders C, Legrand C, Van Cangh P, Cosyns JP, De Kock M (2011) Do intraoperative analgesics influence oncological outcomes after radical prostatectomy for prostate cancer? Eur J Anaesthesiol 28:830–835

Franchi S, Panerai AE, Sacerdote P (2007) Buprenorphine ameliorates the effect of surgery on hypothalamus-pituitary-adrenal axis, natural killer cell activity and metastatic colonization in rats in comparison with morphine or fentanyl treatment. Brain Behav Immun 21:767–774

Fuggetta MP, Di Francesco P, Falchetti R, Cottarelli A, Rossi L, Tricarico M, Lanzilli G (2005) Effect of morphine on cell-mediated immune responses of human lymphocytes against allogeneic malignant cells. J Exp Clin Cancer Res 24:255–263

Fujioka N, Nguyen J, Chen C, Li Y, Pasrija T, Niehans G, Johnson KN, Gupta V, Kratzke RA, Gupta K (2011) Morphine-induced epidermal growth factor pathway activation in non small cell lung cancer. Anesth Analg 113:1353–1364

Gach K, Szemraj J, Fichna J, Piestrzeniewicz M, Delbro DS, Janecka A (2009) The influence of opioids on urokinase plasminogen activator on protein and mRNA level in MCF-7 breast cancer cell line. Chem Biol Drug Des 74:390–396

Gach K, Szemraj J, Wyrebska A, Janecka A (2011) The influence of opioids on matrix metalloproteinase-2 and -9 secretion and mRNA levels in MCF-7 breast cancer cell line. Mol Biol Rep 38:1231–1236

Gaspani L, Bianchi M, Limiroli E, Panerai AE, Sacerdote P (2002) The analgesic drug tramadol prevents the effect of surgery on natural killer cell activity and metastatic colonization in rats. J Neuroimmunol 129:18–24

Gupta K, Kshirsagar S, Chang L, Schwartz R, Law PY, Yee D, Hebbel RP (2002) Morphine stimulates angiogenesis by activating proangiogenic and survival-promoting signaling and promotes breast tumor growth. Cancer Res 62:4491–4498

Harimaya Y, Koizumi K, Andoh T, Nojima H, Kuraishi Y, Saiki I (2002) Potential ability of morphine to inhibit the adhesion, invasion and metastasis of metastatic colon 26-L5 carcinoma cells. Cancer Lett 187:121–127

Hatsukari I, Hitosugi N, Ohno R, Hashimoto K, Nakamura S, Satoh K, Nagasaka H, Matsumoto I, Sakagami H (2007) Induction of apoptosis by morphine in human tumor cell lines in vitro. Anticancer Res 27:857–864

Hatzoglou A, Ouafik L, Bakogeorgou E, Thermos K, Castanas E (1995) Morphine cross-reacts with somatostatin receptor SSTR2 in the T47D human breast cancer cell line and decreases cell growth. Cancer Res 55:5632–5636

Hatzoglou A, Bakogeorgou E, Castanas E (1996) The antiproliferative effect of opioid receptor agonists on the T47D human breast cancer cell line, is partially mediated through opioid receptors. Eur J Pharmacol 296:199–207

Ismail H, Ho KM, Narayan K, Kondalsamy-Chennakesavan S (2010) Effect of neuraxial anaesthesia on tumour progression in cervical cancer patients treated with brachytherapy: a retrospective cohort study. Br J Anaesth 105:145–149

Kampa M, Bakogeorgou E, Hatzoglou A, Damianaki A, Martin PM, Castanas E (1997) Opioid alkaloids and casomorphin peptides decrease the proliferation of prostatic cancer cell lines (LNCaP, PC3 and DU145) through a partial interaction with opioid receptors. Eur J Pharmacol 335:255–265

Kerros C, Cavey T, Sola B, Jauzac P, Allouche S (2009) Somatostatin and opioid receptors do not regulate proliferation or apoptosis of the human multiple myeloma U266 cells. J Exp Clin Cancer Res 28:77

Koodie L, Ramakrishnan S, Roy S (2010) Morphine suppresses tumor angiogenesis through a HIF-1alpha/p38MAPK pathway. Am J Pathol 177:984–997

Lennon FE, Mirzapoiazova T, Mambetsariev B, Salgia R, Moss J, Singleton PA (2012) Overexpression of the mu-opioid receptor in human non-small cell lung cancer promotes Akt and mTOR activation, tumor growth, and metastasis. Anesthesiology 116:857–867

Leo S, Nuydens R, Meert TF (2009) Opioid-induced proliferation of vascular endothelial cells. J Pain Res 2:59–66

Lin X, Li Q, Wang YJ, Ju YW, Chi ZQ, Wang MW, Liu JG (2007) Morphine inhibits doxorubicin-induced reactive oxygen species generation and nuclear factor κB transcriptional activation in neuroblastoma SH-SY5Y cells. Biochem J 406:215–221

Lin X, Wang YJ, Li Q, Hou YY, Hong MH, Cao YL, Chi ZQ, Liu JG (2009) Chronic high-dose morphine treatment promotes SH-SY5Y cell apoptosis via c-Jun N-terminal kinase-mediated activation of mitochondria-dependent pathway. FEBS J 276:2022–2036

Looney M, Doran P, Buggy DJ (2010) Effect of anesthetic technique on serum vascular endothelial growth factor C and transforming growth factor beta in women undergoing anesthesia and surgery for breast cancer. Anesthesiology 113:1118–1125

Lucchinetti E, Awad AE, Rahman M, Feng J, Lou PH, Zhang L, Ionescu L, Lemieux H, Thebaud B, Zaugg M (2012) Antiproliferative effects of local anesthetics on mesenchymal stem cells: potential implications for tumor spreading and wound healing. Anesthesiology 116:841–856

Luk K, Boatman S, Johnson KN, Dudek OA, Ristau N, Vang D, Nguyen J, Gupta K (2012) Influence of morphine on pericyte-endothelial interaction: implications for antiangiogenic therapy. J Oncol 2012:458385

Macfarlane GJ, McBeth J, Silman AJ (2001) Widespread body pain and mortality: prospective population based study. BMJ 323:662–665

Maneckjee R, Minna JD (1990) Opioid and nicotine receptors affect growth regulation of human lung cancer cell lines. Proc Natl Acad Sci USA 87:3294–3298

Maneckjee R, Minna JD (1994) Opioids induce while nicotine suppresses apoptosis in human lung cancer cells. Cell Growth Differ 5:1033–1040

Maneckjee R, Biswas R, Vonderhaar BK (1990) Binding of opioids to human MCF-7 breast cancer cells and their effects on growth. Cancer Res 50:2234–2238

Martucci C, Panerai AE, Sacerdote P (2004) Chronic fentanyl or buprenorphine infusion in the mouse: similar analgesic profile but different effects on immune responses. Pain 110:385–392

Mathew B, Lennon FE, Siegler J, Mirzapoiazova T, Mambetsariev N, Sammani S, Gerhold LM, LaRiviere PJ, Chen CT, Garcia JGN, Salgia R, Moss J, Singleton PA (2011) The novel role of the mu opioid receptor in lung cancer progression: a laboratory investigation. Anesth Analg 112:558–567

Mojadadi S, Jamali A, Khansarinejad B, Soleimanjahi H, Bamdad T (2009) Acute morphine administration reduces cell-mediated immunity and induces reactivation of latent herpes simplex virus type 1 in BALB/c mice. Cell Mol Immunol 6:111–116

Myles PS, Peyton P, Silbert B, Hunt J, Rigg JR, Sessler DI (2011) Perioperative epidural analgesia for major abdominal surgery for cancer and recurrence-free survival: randomised trial. BMJ 342:d1491

Nylund G, Pettersson A, Bengtsson C, Khorram-Manesh A, Nordgren S, Delbro DS (2008) Functional expression of mu-opioid receptors in the human colon cancer cell line, HT-29, and their localization in human colon. Dig Dis Sci 53:461–466

Ohara T, Itoh T, Takahashi M (2005) Immunosuppression by morphine-induced lymphocyte apoptosis: is it a real issue? Anesth Analg 101:1117–1122

Qin Y, Chen J, Li L, Liao CJ, Liang YB, Guan EJ, Xie YB (2012) Exogenous morphine inhibits human gastric cancer MGC-803 cell growth by cell cycle arrest and apoptosis induction. Asian Pac J Cancer Prev 13:1377–1382

Sasamura T, Nakamura S, Iida Y, Fujii H, Murata J, Saiki I, Nojima H, Kuraishi Y (2002) Morphine analgesia suppresses tumor growth and metastasis in a mouse model of cancer pain produced by orthotopic tumor inoculation. Eur J Pharmacol 441:185–191

Shavit Y, Ben-Eliyahu S, Zeidel A, Beilin B (2004) Effects of fentanyl on natural killer cell activity and on resistance to tumor metastasis in rats: dose and timing study. Neuroimmunomodulation 11:255–260

Singleton PA, Lingen MW, Fekete MJ, Garcia JGN, Moss J (2006) Methylnaltrexone inhibits opiate and VEGF-induced angiogenesis: role of receptor transactivation. Microvasc Res 72:3–11

Smith TJ, Staats PS, Deer T, Stearns LJ, Rauck RL, Boortz-Marx RL, Buchser E, Catala E, Bryce DA, Coyne PJ, Pool GE (2002) Randomized clinical trial of an implantable drug delivery system compared with comprehensive medical management for refractory cancer pain: impact on pain, drug-related toxicity, and survival. J Clin Oncol 20:4040–4049

Sueoka N, Sueoka E, Okabe S, Fujiki H (1996) Anti-cancer effects of morphine through inhibition of tumour necrosis factor-alpha release and mRNA expression. Carcinogenesis 17:2337–2341

Sueoka E, Sueoka N, Kai Y, Okabe S, Suganuma M, Kanematsu K, Yamamoto T, Fujiki H (1998) Anticancer activity of morphine and its synthetic derivative, KT-90, mediated through apoptosis and inhibition of NF-kappaB activation. Biochem Biophys Res Commun 252:566–570

Tegeder I, Grosch S, Schmidtko A, Haussler A, Schmidt H, Niederberger E, Scholich K, Geisslinger G (2003) G protein-independent G1 cell cycle block and apoptosis with morphine in adenocarcinoma cells: involvement of p53 phosphorylation. Cancer Res 63:1846–1852

Tsui BC, Rashiq S, Schopflocher D, Murtha A, Broemling S, Pillay J, Finucane BT (2010) Epidural anesthesia and cancer recurrence rates after radical prostatectomy. Can J Anaesth 57:107–112

Ustun F, Durmus-Altun G, Altaner S, Tuncbilek N, Uzal C, Berkarda S (2011) Evaluation of morphine effect on tumour angiogenesis in mouse breast tumour model, EATC. Med Oncol 28:1264–1272

Varadhan KK, Neal KR, Dejong CHC, Fearon KCH, Ljungqvist O, Lobo DN (2010) The enhanced recovery after surgery (ERAS) pathway for patients undergoing major elective open colorectal surgery: a meta-analysis of randomized controlled trials. Clin Nutr 29:434–440

Wuethrich PY, Hsu Schmitz SF, Kessler TM, Thalmann GN, Studer UE, Stueber F, Burkhard FC (2010) Potential influence of the anesthetic technique used during open radical prostatectomy on prostate cancer-related outcome: a retrospective study. Anesthesiology 113:570–576

Yin D, Woodruff M, Zhang Y, Whaley S, Miao J, Ferslew K, Zhao J, Stuart C (2006) Morphine promotes Jurkat cell apoptosis through pro-apoptotic FADD/P53 and anti-apoptotic PI3K/Akt/NF-kappaB pathways. J Neuroimmunol 174:101–107

Zagon IS, McLaughlin PJ (2003) Opioids and the apoptotic pathway in human cancer cells. Neuropeptides 37:79–88

Zagon IS, Rahn KA, McLaughlin PJ (2007) Opioids and migration, chemotaxis, invasion, and adhesion of human cancer cells. Neuropeptides 41:441–452

第七章
μ 阿片受体基因多态性与乳腺癌患者的生存期

摘　要　临床前研究显示内源性阿片和（或）阿片类药物可促进肿瘤生长。癌症患者通常需要阿片类药物控制疼痛,但未调整过内源性和外源性阿片的使用。阿片类药物激活阿片受体产生大多数镇痛作用。人体内最常出现的阿片受体基因变化为 A118G 突变。对于具有 A118G 突变的人,阿片类药物产生的镇痛作用较弱。在最近一项研究中,我们使用这一自然发生的突变来寻找内源性和（或）外源性阿片类药物影响人体内肿瘤生长的证据。我们假设如果阿片类药物不影响肿瘤生长,具有 A118G 突变的癌症患者的生存期应比没有此突变的癌症患者生存期更长。根据卡罗来纳乳腺癌研究的数据,我们发现在 2039 名确诊为乳腺癌的女性中,A118G 突变与乳腺癌患者更长的生存期有关。A118G 突变的保护作用仅限于侵袭型乳腺癌,并随诊断时乳腺癌的分期而增强。本研究并未评估阿片类止痛药是否影响癌症病死率。此外,本研究仅涉及非裔美国人和欧洲裔美国人,还需要重复。

关键词　μ 阿片受体·等位基因·乳腺癌·癌症生存期·内啡肽外显子·内含子·连锁不平衡·单核苷酸多态性

缩写词

DAMGO	［D–Ala2, N–MePhe4, Gly–ol］– 脑啡肽
OPRM1	μ 阿片受体基因 1
cAMP	3′5′– 环磷酸腺苷
ER	雌激素受体
kb	千碱基
mRNA	信使核糖核酸
NDI	国家死亡指数
SNP	单核苷酸多态性

SSN   社会安全号码

7.1 引言

内源性阿片类药物（例如内啡肽）或外源性阿片类药物（例如吗啡）激活
μ阿片受体可产生镇痛作用（Waldhoer 等，2004）。重要的是，除了已知的镇痛
作用以外，μ阿片受体激活还具有其他作用可能会影响肿瘤生长和癌症进展，
但了解较少（Afsharimani 等，2011）。刺激内皮细胞表面的μ阿片受体可产生
血管生成（Farooqui 等，2007；Gupta 等，2002；Poonawala 等，2005；Singleton 等，
2006）。此外，阿片类药物可抑制免疫系统多个方面的功能，其中一些作用由激
活阿片受体介导（Roy 等综述，2011）。例如，刺激免疫细胞表面的μ阿片受体
可降低巨噬细胞和淋巴细胞的增殖，减少细胞因子分泌（Roy 等，1998，2006；
Szabo 等，1993；Wang 等，2008）。激活脑干中的μ阿片受体可调节下丘脑 –
肾上腺 – 垂体轴功能，提高外周血中的糖皮质激素水平（Bart 等，2006），这会
影响免疫功能并促进肿瘤生长（Ben-Eliyahu 等，2003；Dietrich 等，2009）。临
床前研究（Mathew 等，2011；Boehncke 等，2011）和少量人体数据（Cata 等，
2011）显示阿片途径参与了多种不同癌症的进展。

如果激活μ阿片受体可介导肿瘤生长，自然发生的能影响μ阿片受体功能
的基因突变会导致癌症进展出现差异，并最终影响癌症患者的生存期。

7.1.1 μ阿片受体基因

μ阿片受体基因（OPRM1）位于 6 号染色体中，长度超过 200 kb（图 7.1）。
该基因最常见的转录产物包含外显子 1~4，长度约为 15 kb（Ide 等，2005）。
最新证据显示 OPRM1 具有 18 个外显子，可产生多个剪切突变体（Xu 等，
2009；Shabalina 等，2009）。根据 dbSNP 数据库（http://www.ncbi.nlm.nih.gov/
snp；accessed 03/04/2012），OPRM1 基因中含有超过 5000 个单核苷酸多态性
（SNPs）。

A118G 是人μ阿片受体基因 OPRM1 的编码区最常见的 SNP，外显子 1 第
118 位的缬氨酸被甘氨酸取代。该 SNP 可造成第 40 位的天冬酰胺被 N 末端
的天冬氨酸取代，导致受体 N 端的 5 个糖基化位点中的一个被去除（Bond 等，
1998）。不同人群中 A118G 等位基因的突变频率不同，亚洲人为 0.35~0.48，西
班牙人和欧洲裔美国人为 0.1~0.17，非裔美国人较低为 0.04（Kreek 等，2005）。

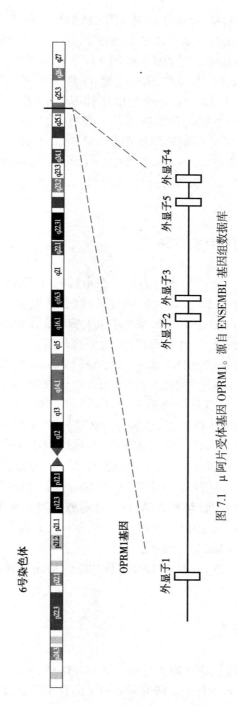

图 7.1　μ 阿片受体基因 OPRM1。源自 ENSEMBL 基因组数据库

HapMap 数据显示 A118G 经历了最新的阳性选择,人群中的等位基因频率升高,使该物种具备了生存和生殖优势(Pang 等,2009)。A118G 还能使三个转录因子结合位点(肌细胞生成素,RF1 和 RFX1)失活,产生一个新的外显子剪切增强子位点和新的 p53 结合位点,从而改变 μ 阿片受体的表达(Pang 等,2009)。

欧洲后裔中的 A118G 位于两个单倍体基因边界上(Levran 等,2011)。A118G 等位基因也是不同等位基因组的一部分,包括远端 5′- 不翻译区的一些突变,5′- 不翻译区可影响调控作用(Levran 等,2011)。此外,最近一项研究显示,在健康的欧洲裔美国人志愿者中,A118G 是与疼痛敏感性相关的 6 个SNP 等位基因的一部分(Shabalina 等,2009)。

7.1.2　A118G 作用的可能机制

A118G 可影响 μ 阿片受体的表达。在小鼠的 μ 阿片受体基因中,多态性A112G(等同于人的 A118G)与大脑部分区域(但不是全部)阿片类受体表达下降有关。此外,A112G SNP 导致雄性小鼠大脑中受体水平下降的区域多于雌性小鼠(Wang 等,2012)。对人而言,死后研究发现,单个 A118G 纯合子个人的 G118 等位基因转录的 mRNA 水平显著下降(Zhang 等,2005)。A118G 还能使表达 μ 阿片受体的细胞系表面的受体结合位点减少(Kroslak 等,2007)。此外,在稳定表达 μ 阿片受体的细胞系中,吗啡、美沙酮和[D-Ala2,N-MePhe4,Gly-ol]- 脑啡肽(DAMGO)的激动剂介导 3′5′- 环磷酸腺苷(cAMP)信号下降,但内啡肽介导的 cAMP 信号不会下降,一过性表达 μ 阿片受体的细胞系中无此现象(Kroslak 等,2007)。另一项研究证实了结合位点的减少,但 G118 突变体未见结合亲和力或信号转导发生改变(Beyer 等,2004)。

A118G 作用的另一种解释为 A118G 可降低 μ 阿片受体的 N- 糖基化和蛋白质稳定性(Huang 等,2012)。细胞膜上展示 μ 阿片受体必须要有 μ 阿片受体的 N- 糖基化(Kroslak 等,2007)。

尽管进行了广泛研究,但 A118G 生理功能的精确机制仍不清楚。

7.1.3　A118G 与镇痛

对于接受术后或长期疼痛治疗的患者,G118 等位基因与吗啡或其他阿片类药物产生的反应下降有关。研究显示 AA 纯合子患者使用吗啡对癌症疼痛的作用显著强于具有 G 等位基因的患者(Campa 等,2008)。此外,在行子宫切除术患者中，G118 纯合子患者在术后 24 小时内进行患者自控镇痛需要的吗啡剂量多于 A118 纯合子患者，才能充分缓解疼痛（Chou 等，2006）。在另一项研究中，患者在全身麻醉和硬膜外麻醉下行开腹手术，然后用阿片类药物行连续术后硬膜外麻醉，G 等位基因纯合子的患者在术后 24 小时内需要的镇痛多于 AA 纯合子和杂合子患者（Hayashida 等，2008）。在具有 G118 等位基因的受试者中，吗啡 -6- 葡萄糖醛酸（吗啡的活性代谢产物，具有更大的镇痛作用，但导致呼吸抑制的作用下降）诱导镇痛反应的作用更弱，但吗啡 -6- 葡萄糖醛酸诱导的呼吸抑制没有差异（Romberg 等，2005）。总之，证据显示具有 G 等位基因的个人需要更高剂量吗啡以达到充分镇痛。

7.2　阿片系统参与人癌症进展的遗传学证据

在最新一项研究（Bortsov 等，2012）中，我们探讨了 μ 阿片受体的常见基因多态性（包括 A118G）与乳腺癌生存期之间的关系。我们假设具有一个或多个拷贝 A118G 等位基因（低反应）的乳腺癌患者的生存期更长。

7.2.1　方法

本研究中的女性癌症患者队列来自卡罗莱纳乳腺癌研究，文献详细报道了卡罗莱纳乳腺癌研究的方法学（O'Brien 等，2010）。简而言之，使用快速病例认定法确定了 1993 年至 2001 年间北卡罗莱纳 24 个县诊断的新发乳腺癌病例。患者被招募后均签署了知情同意书。患者的家访包括采集血样和更年期状态信息并评估其他可能的协变量。家访期间，患者回答自行报告问题来确定种族，研究仅招募非裔美国人和欧洲裔美国人。根据患者的病历获得诊断时雌激素受体状态和肿瘤分期的数据。使用国家死亡指数（NDI）数据确定患者的生存结局。

使用 NDI 用户指南（2010）建议的标准进行 NDI 检索。如果 NDI 记录符合下列 7 条标准中任一条，则属于提交记录：①社会安全号码（SSN）；②姓名，准确出生年月，出生不满 1 年；③姓、首字母和中字母，准确出生年月，出生不满 1 年；④姓名，准确出生年月，准确出生日期；⑤姓，首字母和中字母，准确出生年月，准确出生日期；⑥名，父姓，准确出生年月，准确出生日期；⑦仅适用于女性，名，准确出生年月日，提交记录上的名与 NDI 记录上的出生姓相匹配。检索结果表示为给定提交记录无、一个或多个 NDI 记录。除了 7 条标准使用的变量以外，NDI 检索还返回了多个其他变量是否一致的信息。检索后,给每个可能的匹配记录分配一个概率匹配评分(NDI 记录匹配使用的各个变量的权重之和)(Rogot 等,1986)。对潜在匹配打分后,将各个记录分入下列 5 类中:1 类(SSN、名、中字母、姓、性别、出生州、出生年月完全匹配);2 类(SSN 匹配至少 7 位数,1 类的一个或多个项目不匹配);3 类(SSN 不明,但名、中字母、姓、出生日期、出生月份、出生年份、性别、民族、婚姻状态或出生州中 8 项及以上匹配);4 类(与 3 类相同,但少于 8 项匹配);5 类(已知 SSN,但不匹配)。所有 1 类匹配均视为真正匹配,所有 5 类匹配均视为假匹配。对于 2 类、3 类或 4 类匹配的记录,根据评分截断值可视为真正匹配或假匹配(2 类 44.5;3 类 37.5;4 类 32.5)。NDI 检索的灵敏度约为 98%,特异性接近 100%(Rich-Edwards 等,1994)。获得各个死者的死亡日期和死亡原因。如果首个列出的死亡原因具有国际疾病分类代码 174.9(第 9 版)或 50.9(第 10 版),则可将死亡原因归为乳腺癌。

使用自动化核酸纯化系统 ABI-DNA 提取仪(Applied Biosystems Inc., Foster City, CA)从外周血淋巴细胞中提取 DNA,保存备用。本研究分析乳腺癌生存期与 A118G SNP(rs1799971,定位于第一个外显子)和 μ 阿片受体基因 OPRM1 内的 5 个其他 SNPs(第一和内含子(rs495491, rs563649)、第二个内含子(rs2075572)、第三个内含子(rs533586)和第五个内含子(3'-不翻译区)(rs609148))之间的相关性(Shabalina 等,2009)。使用 TagMan 平台(Applied Biosystems Inc., Foster City, CA)进行基因型分析。随机选择 10% 参与者样品重复进行基因型分析。原始基因型分析和重复基因型分析之间的一致性达 100%。北卡罗莱纳大学教堂山分校(Chapel Hill, North Carolina, USA)的机构伦理委员会批准了数据采集和基因分析。

卡罗莱纳乳腺癌研究属于病例对照研究。除了女性乳腺癌患者以外,还使用 65 岁以下女性的机动车登记处和 65~74 岁女性的医疗财务部门(现在为医疗服务中心)选择了人群对照。取样比例可以确保不同民族和 5 岁年龄段的人群选择频率相等。本研究还分析了健康对照的基因型,以评估 Hardy-Weinberg 平衡与 6 个基因型的连锁不平衡。这些分析使用对照而不使用病例是为了避免可能的选择偏倚(Salanti 等,2005)。

7.2.1.1　统计学分析

对样本的社会 - 人口学和临床特点进行描述性统计学分析。评价各个基因座的单个 SNP 和基因型频率。使用 Haploview 软件评价卡罗莱纳乳腺癌研究对照组的健康参与者的基因座之间的 Hardy-Weinberg 平衡与连锁不平衡(Barrett 等,2005)。

　　审查 2006 年 12 月 31 日仍存活的乳腺癌患者以及非死于乳腺癌的死者，以分析生存期。使用 Kaplan-Meier 法估算乳腺癌患者生存期，根据诊断时的种族和癌症分期进行分层。使用时序检验比较不同基因型分组的生存曲线。使用 Bonferroni 校正，六个基因型保持总体假阳性率的显著性水平 α=0.05。对于基因型 A118G，按照种族和癌症分期进行分层，使用显著性水平 α=0.05 进行亚组分析。

　　使用 Cox 比例风险回归模型评价基因型对乳腺癌患者生存期的影响，调整潜在的混淆因子。使用对数 – 对数生存曲线和 Schoenfeld 残差法检验比例风险假设（Kleinbaum 和 Klein，2005）。使用 SAS 软件（9.2 版，SAS Institute Inc.，Cary，NC）进行所有统计学分析，除非另有说明。

7.2.2　结果

　　表 7.1 列出了乳腺癌患者队列的特点。分析共纳入了 2039 名女性（766 名非裔美国人和 1273 名欧洲裔美国人）。侵袭型乳腺癌占 77%。中位随访期 9 年。分析了所有 6 个多态性的基因型，成功率 ≥ 98%。所有 6 个多态性均符合 Hardy-Weinberg 平衡和中高度连锁不平衡（图 7.2）。

表 7.1　卡罗莱纳乳腺癌研究病例的特点（Bortsov 等，2012）

	n=2039
年龄，岁	
平均值（标准差）	51.9（11.7）
范围	23~74
种族，n（%）	
非裔美国人	766（38）
欧洲裔美国人	1273（62）
月经状态，n（%）	
绝经前	912（45）
绝经后	1127（55）
诊断时的癌症分期，n（%）[a]	
原位	451（23）
侵袭型：	
I	635（33）
II	663（34）
III	153（8）
IV	44（2）

续表

	n=2039
雌激素受体状态, n(%)	
阳性	1045(59)
阴性	719(41)
随访期, 年	
中值	9.0
范围	0.4~13.7

[a] 美国癌症标准联合委员会

SD, 标准偏差

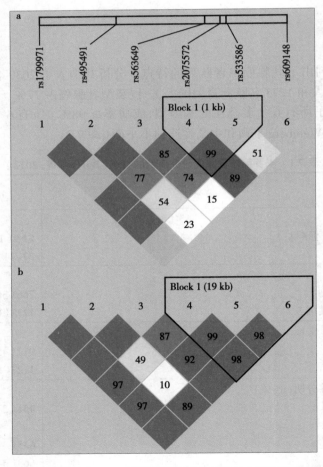

图 7.2　679 名非裔美国人(a)与 1131 名欧洲裔美国人对照(b)的连锁不平衡曲线。颜色代表 D' 值(深红色 = 高 SNP 间 D'; 蓝色 = 统计学模糊 D'; 白色 = 低 SNP 间 D'),方块中含有 r^2 值。使用 Gabriel 等人的方法(Gabriel 等, 2002)计算方块定义。经(Bortsov 等, 2012)允许使用

对多重比较进行 Bonferroni 校正,结果显示 A118G 基因型与乳腺癌患者的病死率显著相关(表 7.2)。具有一到两个 G 等位基因的女性乳腺癌患者的病死率较低(表 7.2)。按照种族进行分层分析,虽然没有统计学意义,但结果显示 A118G 对非裔美国人和欧洲裔美国人的影响相同(表 7.3)。与 A/A 基因型相比,具有至少一个 G 等位基因的女性的病死率较低(表 7.3)。按照诊断时的癌症分期进行分析(表 7.4,图 7.3),结果显示 A118G 的作用仅限于侵袭型病例(Ⅰ ~ Ⅳ期),这一作用随诊断时的癌症分期而增强。乳腺癌生存期与其他多态性无关(表 7.2)。

表 7.2　不同 OPRM1 基因型的乳腺癌病死率(Bortsov 等, 2012)

OPRM1 基因型	所有参与者(n=2039)				
	n	死亡	已审查	病死率[95% CI][a,b]	P 值[c]
rs2075572					0.57
C/C	589	85	502	0.15[0.12, 0.20]	
C/G	1012	164	844	0.17[0.14, 0.21]	
G/G	404	69	335	0.18[0.14, 0.24]	
rs563649					0.46
C/C	1647	272	1371	0.18[0.15, 0.20]	
C/T	339	46	290	0.15[0.10, 0.21]	
T/T	23	3	20	0.13[0.03, 0.47]	
rs1799971					<0.0001
A/A	1682	291	1386	0.18[0.16, 0.21]	
A/G	323	26	295	0.09[0.05, 0.15]	
G/G	22	1	21	0.05[0.00, 0.50]	
rs533586					0.88
C/C	220	37	183	0.18[0.12, 0.26]	
C/T	907	147	758	0.18[0.14, 0.21]	
T/T	891	134	752	0.16[0.13, 0.20]	
rs495491					0.13
A/A	901	128	771	0.15[0.12, 0.19]	
A/G	847	141	702	0.18[0.15, 0.22]	
G/G	269	50	218	0.20[0.14, 0.28]	
rs609148					0.44
A/A	94	13	81	0.14[0.07, 0.27]	
A/G	640	95	543	0.16[0.13, 0.21]	
G/G	1265	209	1051	0.18[0.15, 0.21]	

[a] Kaplan–Meier 法估算的十年病死率

[b] Bonferroni 法调整的置信区间(α=0.0083);使用对数 – 对数转换计算生存率公式的置信区间

[c] 时序检验

表 7.3   不同 OPRM1 A118G 基因型的乳腺癌病死率,按照种族分层(Bortsov 等,2012)

	A118G 基因型	n	死亡	已审查	病死率 [95% CI][a]	P 值[b]
非洲裔美国人 (n=766)						0.31
	A/A	728	176	552	0.26 [0.23, 0.29]	
	A/G	34	5	29	0.15 [0.07, 0.33]	
	G/G	2	0	2	0.00 [NE]	
欧洲裔美国人 (n=1273)						0.070
	A/A	954	120	834	0.13 [0.11, 0.15]	
	A/G	289	23	266	0.08 [0.05, 0.13]	
	G/G	20	1`	19	0.05 [0.01, 0.32]	

[a] Kaplan–Meier 法估算的十年病死率;使用对数 – 对数转化计算生存率公式的置信区间

[b] 时序检验

NE,无法估算;CI,置信区间

表 7.4   不同 OPRM1 A118G 基因型的乳腺癌病死率,
按照诊断时的癌症分期分层(Bortsov 等,2012)

诊断时的癌症分期	A118G 基因型	n	死亡	已审查	病死率 [95% CI][a]	P 值[b]
原位癌症						0.037
	A/A	350	6	344	0.03 [0.01, 0.08]	
	A/G	90	0	90	0.00 [NE]	
	G/G	9	1	8	0.11 [0.02, 0.57]	
I 期						0.71
	A/A	522	42	479	0.09 [0.06, 0.11]	
	A/G	110	5	103	0.05 [0.02, 0.11]	
	G/G	2	0	2	0.00 [NE]	
II 期						0.075
	A/A	554	127	423	0.24 [0.21, 0.28]	
	A/G	91	15	76	0.18 [0.11, 0.28]	
	G/G	10	0	10	0.00 [NE]	
III ~ IV期						0.085
	A/A	182	100	82	0.58 [0.52, 0.66]	
	A/G	14	4	10	0.29 [0.12, 0.59]	
	G/G	—	—	—	—	

[a] Kaplan–Meier 法估算的十年病死率

[b] Bonferroni 法调整的置信区间(α=0.0083);使用对数 – 对数转换计算生存率公式的置信区间

NE 无法估算

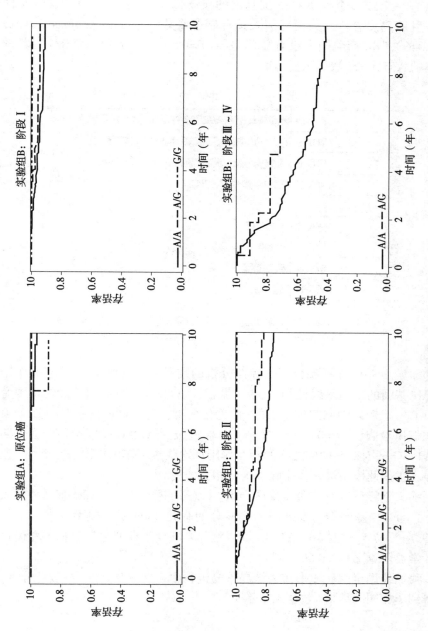

图 7.3　A118G（rs1799971）基因型与诊断时乳腺癌分期的 Kaplan–Meier 曲线（Bortsov 等，2012）

A118G 基因型同样与诊断时的乳腺癌分期有关。晚期（Ⅲ期至Ⅳ期）女性具有一个或多个拷贝 G 等位基因的概率低于早期（Ⅰ期至Ⅱ期）女性或原位乳腺癌患者。欧洲裔美国人具有显著差异（Cochran–Armitage 趋势检验 *P*=0.046），但非裔美国人没有显著差异（*P*=0.53）（图 7.4）。A118G 与雌激素受体的状态无关（数据未显示）。

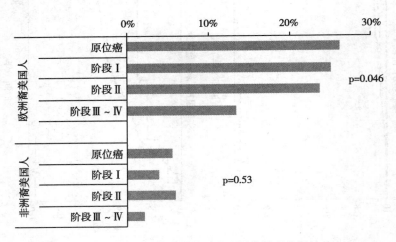

图 7.4　非洲裔美国人和欧洲裔美国人不同乳腺癌分期的 A/G+G/G
基因型比例（Cochran–Armitage 趋势测试的 *P* 值）

原始生存期分析和分层生存期分析的结果显示 A118G 基因型的作用与 G 等位基因的功能呈线性相关，因此我们用 A118G 等位基因数量的预测变量运行 Cox 比例风险回归模型，即加性遗传模型。对诊断时的癌症分期单独进行比例风险假设（*P*=0.005）。完全 Cox 模型包括 A118G 基因型与癌症分期以及 A118G 基因型与种族之间的相互作用。这些相互作用均没有显著性（数据未显示），因此模型进一步排除了这些相互作用。

纳入绝经后以及雌激素受体（ER）状态并不会改变 A118G 基因型的风险比，且 A118G 基因型与发病时的癌症分期有关，因此最终模型仅纳入了年龄和种族（表 7.5，模型 1）。A118G 基因型与乳腺癌生存期之间的相关性仍具有统计学显著意义（*P*=0.006）。

我们使用全因病死率作为结局重复进行生存期分析，作为灵敏度分析，分析得到了相同的结果（数据未显示）。

表 7.5　A118G 基因型与侵袭型乳腺癌生存期的 Cox
比例风险回归分析（Bortsov 等，2012）[a]

A118G 基因型	HR	［95% CI］	P 值
1 型 [b]　　A/A		参考	
A/G	0.57	［0.38, 0.85］	0.06
G/G	0.32	［0.22, 0.49］	

[a] 使用加性遗传模型，预测变量为 A118G 位点的 A 等位基因数量（A/A=0, A/G=1, G/G=2）
[b] 调整年龄和民族

7.2.3　讨论

我们最新的研究显示 μ 阿片受体突变（可降低阿片类药物的反应）的乳腺癌患者的病死率显著下降（Bortsov 等，2012）。A118G 位点具有至少一个 G 等位基因突变的患者的 10 年病死率下降。这一多态性的保护作用仅限于侵袭型乳腺癌，并随诊断时的癌症分期而增强。具有一个或多个 G 等位基因的非裔美国人和欧洲裔美国人的病死率下降，但分层分析显示这一相关性没有统计学显著意义。具有一个或多个 G 等位基因的患者在诊断时较少达到疾病晚期。

本研究的结果与一项纵向研究的事后分析结果相一致，该研究比较了传统的高剂量全身阿片类药物治疗与通过可植入药物传输系统向鞘内直接给予阿片类药物（低全身性阿片类药物暴露）（Smith 等，2002）。试验的设计目的是评估症状结局，但事后分析结果显示可植入药物传输系统组患者在 6 个月时的生存率升高，尽管没有统计学显著意义（54% vs 37%，P=0.06）（Smith 等，2002）。

其他研究探讨了降低围术期阿片类药物暴露水平对癌症结局的影响，结果各不相同。两项癌症患者的回顾性研究发现降低围术期阿片类药物剂量可降低肿瘤复发和转移风险（Biki 等，2008；Exadaktylos 等，2006）。另一项研究仅在 65 岁以上患者中观察到这一益处（Gottschalk 等，2010），一项随机对照研究的次级分析未发现差异（Tsui 等，2010）。如果阿片类药物通过直接（例如血管生成）和（或）间接（免疫功能）机制影响肿瘤生长，同时降低围术期阿片类药物暴露和出院后纵向阿片类药物暴露（例如通过外周发挥作用的阿片类拮抗剂或可植入药物传输系统）的联合干预可实现大多数益处。

本研究显示 A118G 处具有 G 等位基因可改善非裔美国人和欧洲裔美国人的生存期,但分层分析显示这一作用没有统计学意义(Bortsov 等,2012)。值得注意的是,现有数据显示非裔美国人中 G 等位基因的频率低于欧洲裔美国人(等位基因频率分别为 0.04 和 0.16,HapMap 数据库)。如果 G 等位基因与乳腺癌患者的生存期延长明确有关,A118G 的种族差异导致了非裔美国人的乳腺癌生存期下降(Holmes 等,2010;Grann 等,2006)。

本研究的一个缺点是没有治疗相关的数据,包括研究参与者的阿片类药物摄入量。因此,我们无法评估内源性阿片与外源性阿片类药物影响癌症生存期的程度。但很少有证据显示内源性阿片会发挥重要作用。一项临床前研究发现癌症动物的内源性阿片类药物的基线水平比对照动物升高超过两倍(Lee 等,2009),表明疼痛、压力或其他原因会导致癌症患者的内源性阿片水平长期升高。此外,最新一项研究发现 μ 阿片受体敲除小鼠在注射 Lewis 肺癌细胞后未出现肿瘤生长,这与野生型小鼠不同(Mathew 等,2011)。两组小鼠均未使用外源性阿片类药物,表明外源性阿片类药物刺激 μ 阿片受体可促进血管生成或肿瘤生长作用。

与其他基因研究相同,本研究的另一个缺点是无法确定 A118G 突变是否真实导致乳腺癌患者生存期出现差异。研究显示这一突变会导致转录水平下降(Zhang 等,2005),μ 受体结合后的细胞反应下降(Ray 等,2011)。这表明 A118G 多态性本身会造成生物学改变,导致乳腺癌患者生存期出现差异。但这一作用可能源于其他基因突变或 A118G 相关的基因突变(Shabalina 等,2009)。

此外,本研究的另一个缺点是仅纳入了欧洲裔美国人和非裔美国人,且仅评估了乳腺癌患者。还需要进一步研究来确证 A118G 与欧洲裔美国人和非裔美国人乳腺癌患者的生存期之间的相关性,并评估 A118G 对其他癌症类型和其他种族患者的影响。重要的是,人的机制研究显示 A118G 多态性等基因突变对其他种族的影响存在重要差异(例如亚裔 vs 欧洲裔美国人)(Hernandez-Avila 等,2007),部分原因是 A118G 与 OPRM1 的其他功能多态性之间的连锁不平衡存在差异,或者是基因差异会影响与阿片系统相互作用的生理系统功能(Hernandez-Avila 等,2007)。

本研究使用 NDI 列出的第一位基础死亡原因来确定乳腺癌患者的病死率。证据显示从 NDI 中选择第一位死因的条件可能存在差异(Maynard 等,2008)。但使用全因病死率进行的分析得到了相同发现。

A118G 的 G/G 基因型在研究人群中并不常见,在 22 名具有此基因型的参与者中仅观察到了一例死亡。因此,由于置信区间较大,这一组患者的病死率估计值并不精确(表 7.2)。在确定 A118G 位点 G 等位基因数量与乳腺癌患者之间是否存在"剂量－反应"时必须谨慎。

　　据我们所知,本研究首次分析了影响阿片通路功能的基因多态性与乳腺癌患者生存期之间的相关性(Singleton 和 Moss,2010;Durieux 2009)。此类研究是一种分析阿片通路对肿瘤患者生存率可能影响的有效手段,在这些患者中停用阿片类药物是有悖职业道德的。本研究的结果支持内源性和(或)外源性阿片类药物通过 μ 阿片受体影响癌症结局的假设。

(马兴对　译　夏　明　校)

参考文献

Afsharimani B, Cabot P, Parat MO (2011) Morphine and tumor growth and metastasis. Cancer Metastasis Rev 30(2):225–238

Barrett JC, Fry B, Maller J, Daly MJ (2005) Haploview: analysis and visualization of LD and haplotype maps. Bioinformatics 21(2):263–265

Bart G, LaForge KS, Borg L, Lilly C, Ho A, Kreek MJ (2006) Altered levels of basal cortisol in healthy subjects with a 118G allele in exon 1 of the Mu opioid receptor gene. Neuropsychopharmacology 31(10):2313–2317

Ben-Eliyahu S (2003) The promotion of tumor metastasis by surgery and stress: immunological basis and implications for psychoneuroimmunology. Brain Behav Immun 17(Suppl 1):S27–36

Beyer A, Koch T, Schroder H, Schulz S, Hollt V (2004) Effect of the A118G polymorphism on binding affinity, potency and agonist-mediated endocytosis, desensitization, and resensitization of the human mu-opioid receptor. J Neurochem 89(3):553–560

Biki B, Mascha E, Moriarty DC, Fitzpatrick JM, Sessler DI, Buggy DJ (2008) Anesthetic technique for radical prostatectomy surgery affects cancer recurrence: a retrospective analysis. Anesthesiology 109(2):180–187

Boehncke S, Hardt K, Schadendorf D, Henschler R, Boehncke WH, Duthey B (2011) Endogenous mu-opioid peptides modulate immune response towards malignant melanoma. Exp Dermatol 20(1):24–28

Bond C, LaForge KS, Tian M, Melia D, Zhang S, Borg L, Gong J, Schluger J, Strong JA, Leal SM, Tischfield JA, Kreek MJ, Yu L (1998) Single-nucleotide polymorphism in the human mu opioid receptor gene alters beta-endorphin binding and activity: possible implications for opiate addiction. Proc Natl Acad Sci U S A 95(16):9608–9613

Bortsov AV, Millikan RC, Belfer I, Boortz-Marx RL, Arora H, McLean SA (2012) Mu-opioid receptor gene A118G polymorphism predicts survival in patients with breast cancer. Anesthesiology 116(4):896–902

Campa D, Gioia A, Tomei A, Poli P, Barale R (2008) Association of ABCB1/MDR1 and OPRM1 gene polymorphisms with morphine pain relief. Clin Pharmacol Ther 83(4):559–566

Cata JP, Gottumukkala V, Sessler DI (2011) How regional analgesia might reduce postoperative cancer recurrence. Eur J Pain Suppl 5(2):345–355

Chou WY, Wang CH, Liu PH, Liu CC, Tseng CC, Jawan B (2006) Human opioid receptor A118G polymorphism affects intravenous patient-controlled analgesia morphine consumption after total abdominal hysterectomy. Anesthesiology 105(2):334–337

Dietrich K, Schned A, Fortuny J, Heaney J, Marsit C, Kelsey KT, Karagas MR (2009) Glucocorticoid therapy and risk of bladder cancer. Br J Cancer 101(8):1316–1320

Durieux ME (2009) Does anesthetic management affect cancer outcome. APSF Newsl 23:49–51

Exadaktylos AK, Buggy DJ, Moriarty DC, Mascha E, Sessler DI (2006) Can anesthetic technique for primary breast cancer surgery affect recurrence or metastasis? Anesthesiology 105(4):660–664

Farooqui M, Li Y, Rogers T, Poonawala T, Griffin RJ, Song CW, Gupta K (2007) COX-2 inhibitor celecoxib prevents chronic morphine-induced promotion of angiogenesis, tumour growth, metastasis and mortality, without compromising analgesia. Br J Cancer 97(11):1523–1531

Gabriel SB, Schaffner SF, Nguyen H, Moore JM, Roy J, Blumenstiel B, Higgins J, DeFelice M, Lochner A, Faggart M (2002) The structure of haplotype blocks in the human genome. Science 296(5576):2225

Gottschalk A, Ford JG, Regelin CC, You J, Mascha EJ, Sessler DI, Durieux ME, Nemergut EC (2010) Association between epidural analgesia and cancer recurrence after colorectal cancer surgery. Anesthesiology 113(1):27–34

Grann V, Troxel AB, Zojwalla N, Hershman D, Glied SA, Jacobson JS (2006) Regional and racial disparities in breast cancer-specific mortality. Soc Sci Med 62(2):337–347

Gupta K, Kshirsagar S, Chang L, Schwartz R, Law PY, Yee D, Hebbel RP (2002) Morphine stimulates angiogenesis by activating proangiogenic and survival-promoting signaling and promotes breast tumor growth. Cancer Res 62(15):4491–4498

Hayashida M, Nagashima M, Satoh Y, Katoh R, Tagami M, Ide S, Kasai S, Nishizawa D, Ogai Y, Hasegawa J, Komatsu H, Sora I, Fukuda K, Koga H, Hanaoka K, Ikeda K (2008) Analgesic requirements after major abdominal surgery are associated with OPRM1 gene polymorphism genotype and haplotype. Pharmacogenomics 9(11):1605–1616

Hernandez-Avila CA, Covault J, Wand G, Zhang H, Gelernter J, Kranzler HR (2007) Population-specific effects of the Asn40Asp polymorphism at the mu-opioid receptor gene (OPRM1) on HPA-axis activation. Pharmacogenet Genomics 17(12):1031–1038

Holmes L Jr, Opara F, Hossain J (2010) A five-year breast cancer-specific survival disadvantage of African American women. Afr J Reprod Health 14(3):195–200

Huang P, Chen C, Mague SD, Blendy JA, Liu-Chen LY (2012) A common single nucleotide polymorphism A118G of the mu opioid receptor alters its N-glycosylation and protein stability. Biochem J 441(1):379–386

Ide S, Han W, Kasai S, Hata H, Sora I, Ikeda K (2005) Characterization of the 3′ untranslated region of the human mu-opioid receptor (MOR-1) mRNA. Gene 364:139–145

Kleinbaum DG, Klein M (2005) Survival analysis: a self-learning text. Springer, New York

Kreek MJ, Bart G, Lilly C, LaForge KS, Nielsen DA (2005) Pharmacogenetics and human molecular genetics of opiate and cocaine addictions and their treatments. Pharmacol Rev 57(1):1–26

Kroslak T, Laforge KS, Gianotti RJ, Ho A, Nielsen DA, Kreek MJ (2007) The single nucleotide polymorphism A118G alters functional properties of the human mu opioid receptor. J Neurochem 103(1):77–87

Lee HJ, Lee JH, Lee EO, Kim KH, Lee KS, Lee CH, Nam DW, Kim SH, Ahn KS (2009) Substance P and beta endorphin mediate electroacupuncture induced analgesic activity in mouse cancer pain model. Acupunct Electrother Res 34(1–2):27–40

Levran O, Awolesi O, Linzy S, Adelson M, Kreek MJ (2011) Haplotype block structure of the genomic region of the mu opioid receptor gene. J Hum Genet 56(2):147–155

Mathew B, Lennon FE, Siegler J, Mirzapoiazova T, Mambetsariev N, Sammani S, Gerhold LM, LaRiviere PJ, Chen CT, Garcia JG, Salgia R, Moss J, Singleton PA (2011) The novel role of the mu opioid receptor in lung cancer progression: a laboratory investigation. Anesth Analg 112(3):558–567

Maynard C, Lowy E, McDonell M, Fihn SD (2008) Cause of death in Washington state veterans hospitalized with acute coronary syndromes in the veterans health administration. Population Health Metrics 6(1):3

NDI User's Guide (2010) CDC/National Center for Health Statistics. http://www.cdc.gov/nchs/data_access/ndi/ndi_user_guide.htm. Accessed May 9 2010

O'Brien KM, Cole SR, Tse CK, Perou CM, Carey LA, Foulkes WD, Dressler LG, Geradts J, Millikan RC (2010) Intrinsic breast tumor subtypes, race, and long-term survival in the Carolina Breast Cancer Study. Clin Cancer Res 16(24):6100–6110

Pang GS, Wang J, Wang Z, Goh C, Lee CG (2009) The G allele of SNP E1/A118G at the mu-opioid receptor gene locus shows genomic evidence of recent positive selection. Pharmacogenomics 10(7):1101–1109

Poonawala T, Levay-Young BK, Hebbel RP, Gupta K (2005) Opioids heal ischemic wounds in the rat. Wound Repair Regen 13(2):165–174

Ray R, Ruparel K, Newberg A, Wileyto EP, Loughead JW, Divgi C, Blendy JA, Logan J, Zubieta JK, Lerman C (2011) Human Mu Opioid Receptor (OPRM1 A118G) polymorphism is associated with brain mu-opioid receptor binding potential in smokers. Proc Natl Acad Sci U S A 108(22):9268–9273

Rich-Edwards JW, Corsano KA, Stampfer MJ (1994) Test of the national death index and Equifax nationwide death search. Am J Epidemiol 140(11):1016–1019

Rogot E, Sorlie P, Johnson NJ (1986) Probabilistic methods in matching census samples to the National Death Index. J Chronic Dis 39(9):719–734

Romberg RR, Olofsen E, Bijl H, Taschner PE, Teppema LJ, Sarton EY, van Kleef JW, Dahan A (2005) Polymorphism of mu-opioid receptor gene (OPRM1:c.118A > G) does not protect against opioid-induced respiratory depression despite reduced analgesic response. Anesthesiology 102(3):522–530

Roy S, Barke RA, Loh HH (1998) MU-opioid receptor-knockout mice: role of [mu]-opioid receptor in morphine mediated immune functions. Molecular brain research 61(1–2):190–194

Roy S, Wang J, Kelschenbach J, Koodie L, Martin J (2006) Modulation of immune function by morphine: implications for susceptibility to infection. J Neuroimmune Pharmacol 1(1):77–89

Roy S, Ninkovic J, Banerjee S, Charboneau RG, Das S, Dutta R, Kirchner VA, Koodie L, Ma J, Meng J (2011) Opioid drug abuse and modulation of immune function: consequences in the susceptibility to opportunistic infections. J Neuroimmune Pharmacol 6(4):442–65

Salanti G, Amountza G, Ntzani EE, Ioannidis JP (2005) Hardy-Weinberg equilibrium in genetic association studies: an empirical evaluation of reporting, deviations, and power. Eur J Hum Genet 13(7):840–848

Shabalina SA, Zaykin DV, Gris P, Ogurtsov AY, Gauthier J, Shibata K, Tchivileva IE, Belfer I, Mishra B, Kiselycznyk C, Wallace MR, Staud R, Spiridonov NA, Max MB, Goldman D, Fillingim RB, Maixner W, Diatchenko L (2009) Expansion of the human mu-opioid receptor gene architecture: novel functional variants. Hum Mol Genet 18(6):1037–1051

Singleton PA, Moss J (2010) Effect of perioperative opioids on cancer recurrence: a hypothesis. Future Oncol 6(8):1237–1242

Singleton PA, Lingen MW, Fekete MJ, Garcia JG, Moss J (2006) Methylnaltrexone inhibits opiate and VEGF-induced angiogenesis: role of receptor transactivation. Microvasc Res 72(1–2):3–11

Smith TJ, Staats PS, Deer T, Stearns LJ, Rauck RL, Boortz-Marx RL, Buchser E, Catala E, Bryce DA, Coyne PJ, Pool GE (2002) Randomized clinical trial of an implantable drug delivery system compared with comprehensive medical management for refractory cancer pain: impact on pain, drug-related toxicity, and survival. J Clin Oncol 20(19):4040–4049

Szabo I, Rojavin M, Bussiere JL, Eisenstein TK, Adler MW, Rogers TJ (1993) Suppression of peritoneal macrophage phagocytosis of Candida albicans by opioids. J Pharmacol Exp Ther 267(2):703–706

Tsui BCH, Rashiq S, Schopflocher D, Murtha A, Broemling S, Pillay J, Finucane BT (2010) Epidural anesthesia and cancer recurrence rates after radical prostatectomy. Can J Anesth/J Can D'anesth 57(2):107–112

Waldhoer M, Bartlett SE, Whistler JL (2004) Opioid receptors. Annu Rev Biochem 73:953–990

Wang J, Barke RA, Ma J, Charboneau R, Roy S (2008) Opiate abuse, innate immunity, and bacterial infectious diseases. Arch Immunol Ther Exp 56(5):299–309

Wang YJ, Huang P, Ung A, Blendy JA, Liu-Chen LY (2012) Reduced expression of the mu opioid receptor in some, but not all, brain regions in mice with Oprm1 A112G. Neuroscience 205:178–184

Xu J, Xu M, Hurd YL, Pasternak GW, Pan YX (2009) Isolation and characterization of new exon 11-associated N-terminal splice variants of the human mu opioid receptor gene. J Neurochem 108(4):962–972

Zhang Y, Wang D, Johnson AD, Papp AC, Sadee W (2005) Allelic expression imbalance of human mu opioid receptor (OPRM1) caused by variant A118G. J Biol Chem 280(38):32618–32624

第八章
长期癌症转归中的麻醉药和疼痛管理技术
——在癌症手术时局部麻醉与镇痛的优点

摘 要 一直以来都有一个猜想,在癌症手术后局部麻醉药的药理学作用和(或)局部麻醉和镇痛的镇痛优点可能会导致癌症复发和(或)转移的减少。通过回顾性研究,这些超越全身麻醉和以阿片药物为基础的术后镇痛的优点已经被断言,尤其是在硬膜外技术的使用方面。然而,其他的一些回顾性和前瞻性研究并没有证实这个看法支可以持硬膜外技术。同时,有一些关于外周神经阻滞的使用的不明确的结果,包括椎旁阻滞和脊椎麻醉(蛛网膜下腔麻醉)。尽管有离体实验和动物实验的支持,局麻药和区域技术有理论的可能性,但是当前的临床表现是可疑的,需要更深入的设计良好的前瞻性实验来准确地处理这个问题

关键词 镇痛·癌症手术·硬膜外·阿片类物质·椎旁阻滞·区域麻醉

缩写词

EGF   表皮生长因子
EGFR   表皮生长因子受体
IL   白细胞介素
NK   细胞天然杀伤细胞
Th1   辅助 T 细胞 1
Th2   辅助 T 细胞 2
VEGF   血管内皮生长因子

8.1 引言

在发达国家,癌症是死亡的主要原因之一。其中男性肺癌占多数(17%),

女性最常患乳腺癌（23%）（Jemal 等，2011）。原发性肿瘤本身经常能被外科手术去除，但是随后的转移发展是这些患者死亡的主要原因：90%的癌症患者死于转移性疾病（Gupta 和 Massague，2006）。

我们可以凭直觉假设在围术期的受损的免疫系统可能在转移的起因中起重要作用，因为在理论上它导致手术期间释放的恶性肿瘤细胞更容易传播。同理，预先存在的微转移的加速生长可能是围术期的免疫损害的结果（Ben-Eliyahu，2003）。免疫功能受损被认为是多因素的：麻醉药和镇痛药被认为在这个过程中发挥了重要的作用。因此，减少使用全身麻醉药和全身止痛药，并用局麻药和镇痛技术代替这些药物，可能是对于进行癌症手术的患者获得更好结果的潜在途径。本章通过现有的证据来探讨区域麻醉技术和他们在减少术后转移发生率上可能的作用，这个技术潜在地影响患者的预后。

8.2 转移性疾病的机制

两种情况之间的平衡影响转移的发展：首先是原始肿瘤的转移潜力，其次是患者的内源性防御机制（Snyder 和 Greenberg，2010）。最初，原发性肿瘤通常在局部生长，并且其恶性细胞通过扩散由基质来供应。随着肿瘤尺寸的增加，血管生成因子由肿瘤细胞合成，导致形成独特的血管、淋巴管和供应网。接下来，恶性细胞侵犯了这个系统，并且主要通过淋巴系统传播。这些细胞多数被宿主防御机制所阻挡（Snyder 和 Greenberg 2010）。但是，那些通过了宿主免疫反应的细胞，能够潜在地在远处器官的毛细血管床外渗后形成微小转移（Fidler，2003）。自然杀伤细胞（NK 细胞）在抗肿瘤细胞的宿主防御机制中起主要作用（Hashimoto 等，2003）。他们的活性似乎与转移的发生直接相关。已经有证据表明，NK 细胞活性降低的患者也具有增加癌症的风险（Brittenden 等，1996）

有一些证据表明手术本身可能会影响转移的发生。一种可能的机制是由于围术期应激而导致的 NK 细胞活性降低（（Ben-Eliyahu 等，1999）。目前讨论的其他机制包括：①直系的肿瘤细胞在手术期间释放到循环中。②在手术切除后通过原发性肿瘤导致的血管生成抑制剂分泌的停止和随后潜在的微小转移的生长增加（Park 等，2011，Snyder 和 Greenberg，2010）。③手术中通过操作释放促血管生成因子，例如：表皮生长因子（EGF），前列腺素 E1 和 E2，以及血管内皮生长因子（VEGF）（Snyder 和 Greenberg，2010）。

另一方面，通过麻醉和全身镇痛药对免疫功能的直接作用，麻醉本身可能影响转移的发展。这里的讨论重点是被认为可以增强转移发展的阿片类药物。加速转移性疾病的推荐机制主要是由于他们的免疫抑制特性（Afsharimani 等，2011）。

因此，目前将减少围术期阿片类药物的消耗作为一个主要论点来讨论，这个论点被用来支持局部麻醉和它在转移发展中的潜在性抑制作用。本章将根据现有的证据，讨论在肿瘤手术中不同类型的区域麻醉技术对癌症再发生的影响。

8.3 局部麻醉的影响

局部麻醉 / 镇痛是通过局麻药的注射和输注来实现的。在癌症手术的背景下，局部麻醉显示出了一系列潜在的有益效果，这个涉及对癌细胞扩散的直接抑制和对免疫系统的保护。

在癌症模型中，利多卡因抑制表皮生长因子受体（EGFR），从而限制舌癌细胞的增殖（Sakaguchi 等，2006）。对 EGF 介导的活动的影响也被视为对利多卡因引起的癌细胞侵袭性的降低的解释（Mammoto 等，2002）。对于另一种局部麻醉药——罗哌卡因，也已经显示出对体外癌细胞增殖的抑制作用（Martinsson1999）。

此外，最近发表的研究显示，接受静脉注射利多卡因的患者与注射生理盐水的对照组的患者相比，他们体内白细胞介素（IL）–1 受体拮抗剂和 IL–6 有所降低。同时，对于植物凝集素 –M 的淋巴细胞增殖反应比对照组更好（Yardeni 等，2009）。但是，在没有手术的情况下，局麻药也会消除由于疼痛导致的 NK 细胞活性和数量的增加（Greisen 等，1999）。

这些发现表明局部麻醉药可能导致免疫系统在围术期的变化减小。然而，局麻药的这些有意义的全身效应在临床上的重要性还没有得到证实。

8.4 硬膜外麻醉 / 镇痛的影响

已经有人提出，硬膜外麻醉减少了围术期应激反应，这将导致患者有更好的免疫反应（de Oliveira 等，2011）。显而易见的是，在围术期，硬膜外技术提供的良好的镇痛减少了对其他所有的麻醉药和镇痛药的需求。但是，在这方面的证据仍然存在争议，特别是关于结果数据。一个临床优势在一些回顾性研究中被发现：2008 年，Bike 和他的同事发现，在接受手术的前列腺癌患者中,接受了硬膜外和全身麻醉联合麻醉的患者与只接受全身麻醉和术后阿片类药物镇痛的患者相比,转移发生率下降了57%(Biki 等,2008)。但是,在解释这些结果时,应该考虑本研究的局限性。首先,这是一个回顾性的分析,这意味着有潜在的混杂因素。此外,临床上和药理学上的方法论的问题随之而来,主要是由于缺乏硬膜外方案的细节,如药物的使用和镇痛持续时间(Daley 和 Norman,2009)。随后的研究发现根治性前列腺切除术伴硬膜外镇痛,无延长的无病间期(Tsui 等,2010)。

在另一项研究中,对先前数据的再分析显示,当使用硬膜外镇痛时,一些接受结肠手术的患者的癌症复发减少(Christopherson 等,2008)。癌症转移在手术期间未被诊断的患者,在术后的前1.46年是从硬膜外镇痛中获益的,同时,在接受全身阿片类药物镇痛的患者有4.65倍的死亡风险(P<0.012)。手术后1.46年以上,以及在手术时诊断为转移的患者中,并没有发现硬膜外镇痛的预防作用。

另一个最近发表的回顾性研究没有发现在接受结直肠癌手术的患者中围术期使用硬膜外镇痛和减少癌症复发之间的关联(Gottschalk 等,2010),仅在64岁以上的患者中检测到轻微的益处。

为了对这个主题有更深的贡献,最早的"MASTER-trial"患者被随访9~15年来评估术后癌症复发(Myles 等,2011)。在最初的915名患者中,503人因为癌症做了手术,其中260人被随机进行硬膜外镇痛,240人实施全身麻醉伴使用术后阿片类药物。那些作者发现,在使用和未使用硬膜外镇痛的患者中,无复发间期并无显著不同。9~15年后的随访并不在这个随机临床实验的计划中,然而,这可能是今后几年唯一可用的随机研究。

Lai 及其同事最近出版的一项回顾性研究表明,硬膜外镇痛对癌症复发的益处可能取决于具体的肿瘤类型。他们发现当实施的是全身麻醉而不是硬膜外麻醉时,接受经皮射频消融的小肝细胞癌患者癌症复发下降(Lai 等,2012)。

这篇文献的综述表明,尽管有假定的结论性的机制,即应激的减少和围术期持免疫功能的持续改善,但是临床数据仍然是矛盾的。综合这些数据表明,目前没有证据表明硬膜外镇痛在癌症复发上有临床方面的有益影响。但是目前严重缺乏前瞻性的数据;未来精心设计的前瞻性随机试验可能会为这一主题提供更多的明确性,并确定接受癌症手术的患者的最佳治疗方案。

8.5 椎旁阻滞

椎旁阻滞是一种已经明确的硬膜外麻醉替代选择,特别是单侧胸部手术或者在进行乳腺癌手术的患者身上与全身麻醉联合使用(Schnabel 等,2010; Wenk 和 Schug,2011)。对于椎旁阻滞,除了与胸部硬膜外镇痛相当的止痛效果之外,椎旁阻滞的潜在益处是可能减少不良事件(Wenk 和 Schug,2011)。

Exadaktylos 及其同事发表了关于癌症复发的有希望的发现(2006)。在关于接受乳腺癌手术的妇女的回顾性研究中,他们发现,与接受全身麻醉和随后的术后全身镇痛的患者相比,当椎旁阻滞与全身麻醉相结合时,癌症复发减少了。24 个月后,椎旁组的无复发和无转移生存率为 94%,而全身麻醉组为82%。在 36 个月时,椎旁组为 94%,而全麻组为 77%(Exadaktylos 等,2006)。然而,这些发现仍然需要通过前瞻性随机对照试验来证实。

目前正在进行的由 Cleveland 诊所的一组调查员发起的随机多中心试验正在以预期的方式解决这些问题;这个小组已经提前公布了研究方案(Sessler 等,2008)。他们将测设这样一个假设,即随机实施椎旁或高位硬膜外镇痛联合镇静或轻度麻醉的患者,他们乳腺癌术后局部或者转移复发率是低于那些在术中只单独使用吸入麻醉药和术后全身阿片类镇痛药的患者。根据这个方案,作者计划招募至少 1100 人,这些人随访期至少 5 年。在 α=0.05 的情况下,给予 85% 的检验效能来检测 30% 的治疗效果(Sessler 等,2008)。预计这项调查的初步结果将很快出来。

在此之前,椎旁阻滞对癌症复发和转移发生中的潜在保护作用必须被考虑。在乳腺癌手术中,椎旁阻滞应该被谨慎使用。关于潜在积极效果的新数据与最近验证的新的椎旁导管放置方法相结合将有望导致更广泛地使用这种技术(Juttner 等,2011)。

8.6 脊椎麻醉(蛛网膜下腔麻醉)

迄今为止,回顾性和前瞻性临床资料均无关于评估脊椎麻醉对癌症复发和转移性疾病的影响方面的内容。上文所述潜在的保护作用的根本机制应该可以应用到脊椎麻醉,如动物数据所示。在接受肿瘤细胞注射的剖腹手术的大鼠模型中,一组大鼠接受全身麻醉加术后全身性阿片类药物,而另一组接受全身麻醉与脊椎内布比卡因和吗啡注射。转移的发病率由于加入了脊椎阻滞而下降（Bar-Yosef 等，2001）。

另一项研究在一个小鼠模型中也发现了相同的结果；当只使用吸入全身麻醉和给予围术期全身阿片类药物，而不是使用脊椎麻醉的平衡用药时，包括 NK 和 NKT 细胞活性在内的肿瘤免疫力在手术后下降（Wada 等，2007）。辅助性 T 细胞 1（Th1）和辅助性 T 细胞 2（Th2）之间的平衡被保留。

这些发现能否在人类患者身上通用还存有疑虑，并且迄今尚未进行调查。考虑到脊椎麻醉可以被认为是一种完备的技术，他不需要全身麻醉辅助，所以临床数据将非常有趣的。脊椎麻醉最终提供了这样一种可能：可以完全避免使用任何与免疫系统抑制和潜在地与癌症复发和转移起源相关的药物。临床应用的范围可能包括矫形外科或皮肤病学的下肢肿瘤手术。对于使用单次脊椎麻醉，局部麻醉剂如布比卡因可与辅助药（如阿片类药物或中枢性 α2 受体拮抗药，可乐定）联合使用以延长效果持续时间（Elia 等，2008；Popping 等，2012）。这些物质的有效性和安全性已经被证实了。单次脊椎麻醉的另一种替代方法可能是使用连续导管脊椎麻醉。

8.7 外周神经和神经丛阻滞

外周神经和神经丛阻滞已被证明在控制术中和术后疼痛方面是有益的（Popping 等，2008），也就是指上下肢的外科操作。所有的阻滞都可以用单次给药或者连续导管技术。药物大多数都是使用局麻药，因为他们可以添加一些其他的辅助药，比如中枢 α2 受体拮抗药（Popping 等，2009）。已经被证实了这种镇痛效果是优于全身阿片类药物的（Popping 等，2008）。在过去几年间，这些外周局部麻醉技术已经普及，主要是由于超声技术的进步和引进廉价的便携式和高分辨率的超声机（Fingerman 等，2009，Warman 和 Nicholls，2009）。去推测这些技术可能对癌症复发和转移性疾病的发病率有保护作用，并且机制与上述讨论的一致，这是非常吸引人的。但是，当下没有临床数据来支持这个假说。一个原因可能是因为能使用这些技术的外科手术是有限的，并且重要的肿瘤手术通常涉及胸部或腹部部位。

8.8 结论

局部麻醉药的基本药理学资料和一些体外和动物研究显示区域性麻醉有可减少癌症的复发和转移的可能性。但是区域麻醉与镇痛技术对于术后癌症复发和转移发生率的潜在保护性效果的临床证据尚未确定。一些回顾性研究显示了一些有希望的迹象，表明硬膜外镇痛和椎旁阻滞可能成为这方面的利益相关者，当然这些还需要被证实。为了解决长期转归的未来前瞻性随机对照试验有可能揭示这一主题。此外，试验中被研究的区域麻醉技术希望范围能够更广泛，并且包括一些像脊椎麻醉和外周神经阻滞的技术。令人安慰的是，局部麻醉药或区域麻醉技术的效应并没有被认为会促进肿瘤的生长或转移的发展。

（万欣欣 译 徐建国 校）

参考文献

Afsharimani B, Cabot P, Parat MO (2011) Morphine and tumor growth and metastasis. Cancer Metastasis Rev 30:225–238

Bar-Yosef S, Melamed R, Page GG, Shakhar G, Shakhar K, Ben-Eliyahu S (2001) Attenuation of the tumor-promoting effect of surgery by spinal blockade in rats. Anesthesiology 94:1066–1073

Ben-Eliyahu S (2003) The promotion of tumor metastasis by surgery and stress: immunological basis and implications for psychoneuroimmunology. Brain Behav Immun 17(Suppl 1):S27–36

Ben-Eliyahu S, Page GG, Yirmiya R, Shakhar G (1999) Evidence that stress and surgical interventions promote tumor development by suppressing natural killer cell activity. Int J Cancer 80:880–888

Biki B, Mascha E, Moriarty DC, Fitzpatrick JM, Sessler DI, Buggy DJ (2008) Anesthetic technique for radical prostatectomy surgery affects cancer recurrence: a retrospective analysis. Anesthesiology 109:180–187

Brittenden J, Heys SD, Ross J, Eremin O (1996) Natural killer cells and cancer. Cancer 77:1226–1243

Christopherson R, James KE, Tableman M, Marshall P, Johnson FE (2008) Long-term survival after colon cancer surgery: a variation associated with choice of anesthesia. Anesth Analg 107:325–332

Daley MD, Norman PH (2009) Retrospective but not rigorous. Anesthesiology 111:203 (author reply 203–204)

de Oliveira GS, Jr AS, Schink JC, Singh DK, Fitzgerald PC, McCarthy RJ (2011) Intraoperative neuraxial anesthesia but not postoperative neuraxial analgesia is associated with increased relapse-free survival in ovarian cancer patients after primary cytoreductive surgery. Reg Anesth Pain Med 36:271–277

Elia N, Culebras X, Mazza C, Schiffer E, Tramer MR (2008) Clonidine as an adjuvant to intrathecal local anesthetics for surgery: systematic review of randomized trials. Reg Anesth Pain Med 33:159–167

Exadaktylos AK, Buggy DJ, Moriarty DC, Mascha E, Sessler DI (2006) Can anesthetic technique for primary breast cancer surgery affect recurrence or metastasis? Anesthesiology 105:660–664

Fidler IJ (2003) The pathogenesis of cancer metastasis: the 'seed and soil' hypothesis revisited. Nat Rev Cancer 3:453–458

Fingerman M, Benonis JG, Martin G (2009) A practical guide to commonly performed ultrasound-guided peripheral-nerve blocks. Curr Opin Anaesthesiol 22:600–607

Gottschalk A, Ford JG, Regelin CC, You J, Mascha EJ, Sessler DI, Durieux ME, Nemergut EC (2010) Association between epidural analgesia and cancer recurrence after colorectal cancer surgery. Anesthesiology 113:27–34

Greisen J, Hokland M, Grofte T, Hansen PO, Jensen TS, Vilstrup H, Tonnesen E (1999) Acute pain induces an instant increase in natural killer cell cytotoxicity in humans and this response is abolished by local anaesthesia. Br J Anaesth 83:235–240

Gupta GP, Massague J (2006) Cancer metastasis: building a framework. Cell 127:679–695

Hashimoto W, Tanaka F, Robbins PD, Taniguchi M, Okamura H, Lotze MT, Tahara H (2003) Natural killer, but not natural killer T, cells play a necessary role in the promotion of an innate antitumor response induced by IL-18. Int J Cancer 103:508–513

Jemal A, Bray F, Center MM, Ferlay J, Ward E, Forman D (2011) Global cancer statistics. CA Cancer J Clin 61:69–90

Juttner T, Werdehausen R, Hermanns H, Monaca E, Danzeisen O, Pannen BH, Janni W, Winterhalter M (2011) The paravertebral lamina technique: a new regional anesthesia approach for breast surgery. J Clin Anesth 23:443–450

Lai R, Peng Z, Chen D, Wang X, Xing W, Zeng W, Chen M (2012) The effects of anesthetic technique on cancer recurrence in percutaneous radiofrequency ablation of small hepatocellular carcinoma. Anesth Analg 114:290–296

Mammoto T, Higashiyama S, Mukai M, Mammoto A, Ayaki M, Mashimo T, Hayashi Y, Kishi Y, Nakamura H, Akedo H (2002) Infiltration anesthetic lidocaine inhibits cancer cell invasion by modulating ectodomain shedding of heparin-binding epidermal growth factor-like growth factor (HB-EGF). J Cell Physiol 192:351–358

Martinsson T (1999) Ropivacaine inhibits serum-induced proliferation of colon adenocarcinoma cells in vitro. J Pharmacol Exp Ther 288:660–664

Myles PS, Peyton P, Silbert B, Hunt J, Rigg JR, Sessler DI, Trials Group Investigators ANZCA (2011) Perioperative epidural analgesia for major abdominal surgery for cancer and recurrence-free survival: randomised trial. BMJ 342:d1491

Park Y, Kitahara T, Takagi R, Kato R (2011) Does surgery for breast cancer induce angiogenesis and thus promote metastasis? Oncology 81:199–205

Popping DM, Zahn PK, Van Aken HK, Dasch B, Boche R, Pogatzki-Zahn EM (2008) Effectiveness and safety of postoperative pain management: a survey of 18 925 consecutive patients between 1998 and 2006 (2nd revision): a database analysis of prospectively raised data. Br J Anaesth 101:832–840

Popping DM, Elia N, Marret E, Wenk M, Tramer MR (2009) Clonidine as an adjuvant to local anesthetics for peripheral nerve and plexus blocks: a meta-analysis of randomized trials. Anesthesiology 111:406–415

Popping DM, Elia N, Marret E, Wenk M, Tramer MR (2012) Opioids added to local anesthetics for single-shot intrathecal anesthesia in patients undergoing minor surgery: a meta-analysis of randomized trials. Pain 153(4):784–93

Sakaguchi M, Kuroda Y, Hirose M (2006) The antiproliferative effect of lidocaine on human tongue cancer cells with inhibition of the activity of epidermal growth factor receptor. Anesth Analg 102:1103–1107

Schnabel A, Reichl SU, Kranke P, Pogatzki-Zahn EM, Zahn PK (2010) Efficacy and safety of paravertebral blocks in breast surgery: a meta-analysis of randomized controlled trials. Br J Anaesth 105:842–852

Sessler DI, Ben-Eliyahu S, Mascha EJ, Parat MO, Buggy DJ (2008) Can regional analgesia reduce the risk of recurrence after breast cancer? Methodology of a multicenter randomized trial. Contemp Clin Trials 29:517–526

Snyder GL, Greenberg S (2010) Effect of anaesthetic technique and other perioperative factors on cancer recurrence. Br J Anaesth 105:106–115

Tsui BC, Rashiq S, Schopflocher D, Murtha A, Broemling S, Pillay J, Finucane BT (2010) Epidural anesthesia and cancer recurrence rates after radical prostatectomy. Can J Anaesth 57:107–112

Wada H, Seki S, Takahashi T, Kawarabayashi N, Higuchi H, Habu Y, Sugahara S, Kazama T (2007) Combined spinal and general anesthesia attenuates liver metastasis by preserving TH1/TH2 cytokine balance. Anesthesiology 106:499–506

Warman P, Nicholls B (2009) Ultrasound-guided nerve blocks: efficacy and safety. Best Pract Res Clin Anaesthesiol 23:313–326

Wenk M, Schug SA (2011) Perioperative pain management after thoracotomy. Curr Opin Anaesthesiol 24:8–12

Yardeni IZ, Beilin B, Mayburd E, Levinson Y, Bessler H (2009) The effect of perioperative intravenous lidocaine on postoperative pain and immune function. Anesth Analg 109:1464–1469

第九章
围术期吗啡与癌症复发

Ashley M. Shilling, Mohamed Tiouririne

摘　要　越来越多的证据表明围术期的某些干预措施可能会影响接受癌症手术的患者的长期预后。据推测,区域麻醉技术和其他有针对性的干预措施可以降低癌症复发的风险,从而增加那些接受癌症手术的患者的无病期和总生存率。然而,相反地,也有理论认为,吸入麻醉药,阿片类药物和手术本身与癌症复发直接或间接相关。在围术期使用的阿片类药物中,吗啡关于它对癌症的假定作用,引来了大部分的关注。事实上,吗啡已被发现影响许多细胞和细胞信号通路参与癌症的发生,并可能导致肿瘤的生长。本章将重点介绍围术期在癌症进展过程中的作用,吗啡对癌症的公认机制和癌症手术患者的替代性疼痛管理方案。

关键词　镇痛・麻醉・癌症・吗啡・转移・阿片类物质・疼痛管理・手术

缩写词

cAMP	环状腺苷单磷酸
COX-2	环氧合酶 2
HIF	缺氧诱导型转录因子
NK	自然杀伤
NO	一氧化氮
NSAIDs	非甾体类抗炎药
PMN	多形核白细胞
PGE2	前列腺素 E2
STAT-3	信号转导激活和转录 -3
VEGF	血管内皮生长因子

9.1　引言

吗啡,罂粟植物"鸦片"的乳汁中提取的天然存在的生物碱,它在1806年首先被德国药剂师 Frederich W. Serturner 提取出来。他从希腊睡梦之神"Morpheus"派生它的名字,因为它的木僵样效果。然而,它的使用历史可追溯到公元前三千年的古代伊拉克(Stein 和 Rosow,2004)。merck 在1827年首先将吗啡商业化。在1857年发现皮下注射针后,吗啡开始在麻醉学实践中被用作镇静剂,并且还可以在手术过程后缓解疼痛。迄今为止,吗啡仍是其他所有阿片类药物与之进行比较的原型止痛药,是围术期最常用的镇痛药。多年来,吗啡已经获得了良好的安全性,尽管它还有几个众所周知的短期副作用,而其中呼吸抑制和便秘是最麻烦的。然而,近年来,关于吗啡在肿瘤术后复发和转移中作用的文献却引起了人们的关注。因此,吗啡的长期作用已经导致了它是与围术期有关联的,它是否作为一种接受癌症手术的患者的选择性镇痛药是有争议的(Afsharimani 等,2011)。吗啡的肿瘤增强作用似乎是基于这样的事实,即阿片类药物和吗啡能特殊地改变免疫功能(Sacerdote,2008)。抗癌的第一道防线:刺激血管生成(Pasi 等,1991)并增强血管通透性(Moss 和 Rosow,2008),然而这也是肿瘤转移的动力。尽管有这些事实,但认为吗啡是癌症手术后唯一导致肿瘤复发和转移的因素是天真的。术后癌症复发的决定因素归因于许多因素。这些因素包括手术应激反应(Ben-Eliyahu,2003)、炎症反应(Salo,1996)、麻醉药的选择(Snyder 和 Greenberg,2010)、微小残留病灶(Goldfarb 和 Ben-Eliyahu,2006)、终止休眠(Demicheli 等,2005)、外科手术本身(Ben-Eliyahu,2003)和阿片类药物的选择(Afsharimani 等,2011)。

9.2　围术期和癌症复发

无可否认,外科是许多实体肿瘤和癌症治疗的一个组成部分。然而,我们也知道,外科可能促进局部复发和远处转移。手术操作对癌症复发和进展的负面影响我们早已知晓。A. Cornelius Celsus 首先认识到只有有包囊的肿瘤应该被移除,因为其他分期的肿瘤会被手术激惹和加剧。阿尔弗雷德·维波(Alfred Velpeau)(1795-1867)指出,癌症的手术与疾病的复发相关,并且倾向于加速肿瘤生长(Raven 1990)。将这些早期的观察结果运用到现代医学,使许多理论都得到了发展。除了肿瘤手术操作,其释放游离癌细胞到血液中,使其具有远距离播种的潜力外（Yamashita 等，2000），手术本身也引起严重的代谢、神经内分泌、免疫以及炎症性紊乱。在围术期，这些接踵而来的紊乱也有可能是肿瘤内环境稳态被破坏的触发点。术后免疫系统的抑制也跟复发的发展有关（Page 2005）。最后，手术导致血管生成的激动因素和抑制因素之间失去平衡，由此终止休眠并可能假设性地引起："血管生成转换"，随后复发。

9.2.1　手术和炎症反应

手术对各个器官系统的影响被称为"对手术的全身反应或手术应激反应"。这种应激反应刺激了那些直接或间接参与癌症发生的促炎性细胞因子（IL-1，IL-6，TNF，PAF）的释放。对手术的炎症反应或急性期反应物，造成了级联反应并导致细胞因子释放。特别是 IL-6 和 IL-1β 已经被揭示可以上调 VEGF 的表达。McMillan 等人已经表明，持续性急性期反应与结肠癌治愈手术后的高复发率相关（McMillan 等，1995）。最近，在一个小鼠模型中，高表达的细胞因子（IL-1 和 IL-1β）与剖腹术后血管生成的增加和肿瘤生长有关（Pera 等，2003）。有假说认为围术期急性反应物质可能与癌症复发相关的，该假说是基于各种促炎物质与那些由肿瘤微环境产生的物质的相似性。这种肿瘤微环境或肿瘤基质代表了肿瘤细胞获得生长营养，获得新的血管，开始侵袭过程，最终获得转移能力的力量（Marx，2008）。这个基质中存在着恶性通路的一个复杂组建，在这些通路中，只有个别几个炎症反应介质对它有影响。因此，外科手术和炎症反应可能潜在地上调这些肿瘤微环境中的因子，这些因子能够促进肿瘤生长（图 9.1）。

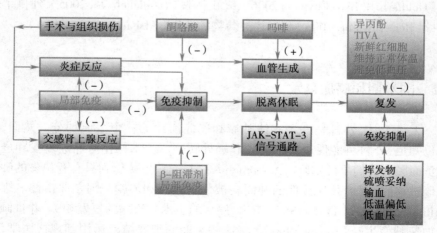

图 9.1　参与癌症复发的围术期因素。（+）可能的负面作用：更多复发，
（-）可能的正面作用，更少复发。TIVA，全凭静脉麻醉

9.2.2 手术和免疫系统

手术和手术创伤对人体内环境稳态造成了较多的生理变化。免疫系统似乎也受到影响。已经有资料显示,外科手术在术后几天会影响免疫系统,这个正好与手术的侵袭相关联(Page, 2005)。一个可能解释手术对免疫系统的影响的理论基于这样一个事实:在手术时,相反的的炎症顺序调控对手术和组织创伤的免疫应答。这两个相反的生理事件用于维持免疫系统的平衡,并且他们都是总体手术炎症反应的一部分。首先,急性期反应物或促炎症期包含了固有免疫系统的细胞。其次,代偿的抗炎反应由相适应的免疫系统细胞所调控。有人假定促炎抗炎平衡的解偶联可能是手术后观察到的免疫抑制的原因。此外,交感神经内分泌系统在围术期免疫抑制中起重要作用;这是由于手术创伤期间儿茶酚胺和糖皮质激素的释放(Bone 1996;Faist 等, 1996)。此外,糖皮质激素是已知的免疫抑制剂(Keh 等, 2003);他们在围术期大量分泌,一定程度上导致术后免疫功能的削弱。同样,儿茶酚胺、去甲肾上腺素和肾上腺素也会导致免疫系统的抑制,尤其抑制细胞介导的免疫,并影响细胞迁移和侵袭力。这似乎和 β 受体的激活和 cAMP 生成有关(Masur 等, 2001;Thaker 等, 2006;Yang 等, 2006)。然而,儿茶酚胺也通过诸如刺激 STAT-3(激活和转录的信号转导)途径(Landen 等, 2007)或 VEGF 生成等其他机制参与癌症发生(Lutgendorf 等, 2003)。

9.3 吗啡对癌症的作用机制

近年来,吗啡一直是许多讨论的中心,这些讨论涉及它在癌症生长上的作用。事实上,有几个报告表明,吗啡对免疫系统、血管生成和细胞凋亡的影响可能是那些观察结果的缘由。然而,这个应该能通过吗啡的杀伤肿瘤细胞作用而抵消。尽管吗啡在围术期的应用会偶尔导致癌症转移和复发,但是这种影响很可能是多因素的(表 9.1)。

表 9.1　麻醉、镇痛药和其他围手术期因素对癌症进展影响的综述

手术应激反应和癌症

原发性肿瘤的压力和手术切除可促进肿瘤转移（Ben-Eliyahu，2003；Melamed 等，2005）

神经内分泌系统

全身麻醉伴随着外科手术可能会抑制免疫力，可能是直接影响免疫系统或激活下丘脑 – 垂体 – 肾上腺轴和交感神经系统所致（Kurosawa and Kato 2008）

炎症系统

通过细胞因子、趋化因子、前列腺素、环氧酶促进肿瘤进展

疼痛

抑制 NK 细胞活动（Sacerdote 等，1994；Shavit 等，1987）并促进动物肿瘤的发展（Lewis 等，1983）

阿片类药物

阿片类药物能抑制机体内细胞和体液免疫功能（Sacerdote 等，2000）

吗啡能抑制自发性和由细胞因子增强的自然杀伤细胞毒性（Yeager 等，1995；Beilin 等，1989）

相反：静脉注射芬太尼会增加人体内的自然杀伤细胞毒性和循环的 CD16（+）淋巴细胞（Yeager 等，2002）

阿片类药物诱导促进和刺激血管生成（Gupta 等，2002）

环氧化酶抑制剂

COX 抑制剂可以阻止大鼠的肿瘤转移并减弱阿片类药物导致的免疫抑制作用（Melamed 等，2005）

COX-2 抑制剂乙哚乙酸和 β 受体阻断药普萘洛尔结合能有效地防止手术后发生的免疫抑制（Benish 等，2008）

COX-2 抑制剂塞来昔布能阻止长期使用吗啡所导致的促进血管生成、肿瘤生长和转移和提高小鼠乳腺癌模型的死亡率的作用（Farooqui 等，2007）

麻醉诱导剂和挥发性麻醉药

氯胺酮、硫喷妥和氟烷能抑制天然杀伤细胞活性并促进肿瘤转移（Melamed 等，2005）

局部麻醉药

动物研究表明，局部麻醉和最佳术后镇痛药可单独减少肿瘤转移（Wada 等，2007；Bar-Yosef 等，2001）

回顾性的研究证实了对乳腺癌、结肠癌和前列腺癌手术患者进行区域镇痛的治疗可以减少癌症的复发（Exadaktylos 等，2006；Biki 等，2008；Christopherson 等，2008）

围术期输血

围手术期输血与结直肠癌复发患者预后较差有关（Amato and Pescatori 2006）

围术期低体温

低体温抑制了细胞免疫，特别是 NK 细胞，并增加了大鼠肺肿瘤的保留和转移（Ben-Eliyahu 等，1999）

经授权引自 Gottschalk et al.（2010b，110（6）：1638）

9.3.1　免疫系统

众所周知,疼痛会导致免疫抑制。因此,它的治疗非常重要。但是,也有人已经确定过,阿片类药物会导致细胞和体液免疫功能的抑制(Sacerdote,2008)。人类有关吗啡作为癌症复发的直接动力的临床资料是缺乏的。但是,在体和离体实验表明有这种可能。免疫系统和吗啡之间的关系已经引起了很多疑问,尤其是阿片类药物在特定患者人群中的使用问题。事实上,对于已经有免疫系统受损的患者,如那些得了癌症的人,额外的免疫抑制最终是有害的。在恶性肿瘤的早期阶段,癌细胞被认为是非自身的,因此暴露于 NK 毒活性细胞和活化的 T 细胞和免疫系统的其他调节剂的作用下。在免疫应答阶段,免疫系统处理癌细胞的三阶段过程中,癌细胞不断改变他们的抗原组成。这个导致癌细胞的一些亚群拥有逃避免疫系统的能力,最后变成明显的肿瘤(Dunn 等,2004)。因此假设当免疫系统已经被抑制时,例如在围术期期间,吗啡暴露可以加速这种免疫抑制过程,并最终导致复发(Gottschalk 等,2010a)。吗啡同时抑制免疫系统的许多组成部分来发挥它的作用。这些包括吞噬细胞的活性(Vallejo 等,2004),细胞溶解性 T 淋巴细胞活性(Mellon 和 Bayer 1998)和 NK 细胞活性(Beilin 等,1989,1996)。吗啡对免疫细胞的作用可能是通过 μ 阿片受体介导的,但也通过下丘脑 - 垂体 - 肾上腺(HPA)轴的相互作用。但是,吗啡也被发现对肿瘤有防护作用。吗啡的这种潜在的有益作用归因于增强的 T 细胞介导的反应(Fuggetta 等,2005),μ 阿片受体的剪接变异体(Cadet 等,2003),NF-κB 的抑制(Sueoka 等,1998)和一氧化氮合酶途径的激活(Welters 等,2000)。

9.3.2　血管生成

吗啡对血管生成的影响是复杂的,也超出了本章节的范围,在本书其他部分的更多细节讨论他们。血管生成,即新血管的形成,是肿瘤发展、增殖、侵袭的必不可少的条件。在一些肿瘤和非肿瘤细胞生长的在体和离体模型中,吗啡被发现能促进血管生成。实际上,μ 阿片受体在内皮细胞表面被发现,他们增加了细胞内钙和 NO 的释放。NO 的释放介导血管通透性,内皮细胞增殖、迁移和最终血管生成。看来,这种作用部分是由于 NO 依赖的 MAPK 磷酸化和内皮的生长(Leo 等,2009)。此外,据推测,吗啡能上调环氧合酶

2（COX-2），前列腺素 E2（PGE2），这两种细胞因子都是血管生成因子。Farooqui 等 证明 COX-2 抑制剂塞来昔布的共同给药阻碍了鼠类乳腺癌模型中，吗啡对 COX-2 和 PGE2 的刺激、血管生成、肿瘤生长、转移和死亡率（Farooqui 等，2007）。然而，矛盾的是，吗啡已经被发现是抗血管生成的。使用 Lewis 肺癌细胞，Koodie 等发现吗啡抑制缺氧诱导转录因子（HIF）（Koodie 等，2010）。HIF 是一种在缺氧条件下调节特定基因去促进存活的一类转录因子，包括血管内皮生长因子（VEGF）。

9.3.3　细胞凋亡

细胞凋亡也称为程序性细胞死亡，是维持生理平衡的重要步骤。这种程序性细胞死亡是通过半胱天冬酶 3（caspase 3）和 B 淋巴细胞瘤 -2（Bcl-2）途径介导的（Kelly 和 Strasser，2011）。毋庸置疑，当正常细胞获得恶性潜能，并导致肿瘤生长和增殖时，这个途径会被抑制。在几种癌细胞模型中已经显示吗啡具有促凋亡和抗凋亡作用（Hanahan 和 Weinberg，2000；Hengartner，2000）。Yin 等人在新鲜的离体外周血淋巴细胞上，叙述了吗啡对细胞凋亡的影响（Yin 等，1999）。同样地，在肺癌细胞中，Yoshida 等人证明了阿片类镇痛药的细胞凋亡的功能（Yoshida 等，2000）。此外，芬太尼是常见的阿片类镇痛药，也被发现具有凋亡作用（Delogu 等，2004）。一些其他的研究一直在持续报道吗啡在肿瘤和非肿瘤细胞中的促凋亡作用。吗啡的这些作用是通过 μ 阿片受体（Gupta 等，2002）和非阿片受体依赖的机制（Lin 等，2009；Tegeder 等，2003）。与它的促凋亡作用相矛盾的是，吗啡也具有抗凋亡作用（Iglesias 等，2003），因此它能潜在地促进肿瘤生长。抗凋亡，促进血管生成和免疫抑制的综合作用，导致了在围术期的癌症进展中，吗啡的有害影响的讨论。

9.4　疼痛管理的替代方案

随着人们对围术期麻醉药的使用越来越感兴趣，并且焦点主要集中在吗啡和癌症进展上，可替代的疼痛管理策略和手术时对患者的麻醉方法也被提出。因此，硬膜外镇痛和非阿片类药物麻醉技术作为减少术后复发的可能方法也逐渐浮现。

9.4.1 局部麻醉药

局麻药已经在临床中使用超过一个世纪了，并且在短时间内，他们的应用呈指数级增长。常见临床用途包括：局部浸润，区域阻滞，椎管内、外周神经阻滞技术以及连续输注。局麻药在钠通道 α 亚基上产生他们的主要作用机制。尽管钠通道位于整个身体，但是局部麻醉药的预期镇痛目标是神经组织，随后阻断冲动传导。结果是导致感觉和运动阻滞；这个特性可以使其非常适用于围术期的镇痛和麻醉。除了阻断钠离子通道外，局部麻醉药也会影响其他许多系统。让人特别感兴趣的是，局部麻醉剂可以对炎症细胞和介质以及其他细胞（包括红细胞和血小板）起作用。因为恶性疾病的状态和手术对身体施加了显著的压力，所以局部麻醉药的抗炎特性可能会显著影响身体对这些应激物的反应和由此产生的炎症状态和免疫应答。人们普遍认为在围术期局麻药的这些作用会提供保护来对抗恶性肿瘤和恶性转移。此外，由手术组织创伤引起的细胞免疫下降和促血管生成因子的减少可能会被局部麻醉剂抵消甚至被抑制。在体和离体实验中，局麻药已经被证明他们对炎症系统发挥了很多作用。它们可能导致神经源性炎症的弱化或减少（Coderre 等，1993）。局麻药也有其固有抗炎的特性，有可能是直接影响炎症反应。通过抑制白细胞功能，局部麻醉剂会影响人类对组织创伤或应激的反应。首先，局麻药抑制白细胞黏附（Azuma 等，2000；Schmidt 等，1997）。对于临床实践中经常使用的局部麻醉药，这是正确的（MacGregor 等，1980）。局麻药影响黏附的机制被认为是多因素的，包括它们对整合素和白细胞黏附分子 –1 的影响（Cassuto 等，2006）。除黏附外，局部麻醉药还通过几种提出的机制抑制多形核白细胞（PMN）迁移（Hollmann 等，2001；Mikawa 等，2003）。除了它们对白细胞的直接作用外，局麻药还影响其他炎症介质，包括前列腺素，组胺，细胞因子和白三烯。局麻药已经被证明能阻止白三烯从 PMN 和单核细胞释放以及白介素 –1α 从外周血单核细胞释放（Sinclair 等，1993）。此外，利多卡因会抑制组胺从嗜碱性粒细胞和肥大细胞中释放（Yanagi 等，1996）。这些行为在癌症进展领域的重要性仍有待确定。

除了他们的抗炎作用，局麻药还可以激发围术期 NK 细胞的活性，从而导致癌症患者的重要变化和结果。NK 细胞衍生自骨髓，是非特异性细胞介导免疫和抗肿瘤免疫的重要组成部分。NK 细胞具有在体外和体内裂解肿瘤的能力，而不需要事先敏化。具有较低 NK 细胞水平的患者已被证明具有较高的癌症发生率（Brittenden 等，1996）。NK 细胞已经被发现能消除循环中的转移细胞,甚至被认为是对抗癌症的主要防御措施(Anderson,2005)。因此,NK 细胞在肿瘤形成和转移中的作用已经在癌症研究中引起了重要关注。20 世纪 80 年代,科学家开始研究 NK 细胞作为治疗那些具有高肿瘤负担或转移的患者的手段(Rosenberg 等,1993)。自那时以来,有许多研究使用 NK 细胞,希望能影响癌症的进展和复发。尽管已经表明,围术期使用的许多药理学试剂对 NK 细胞具有负面影响,因此可能使癌症结果恶化,局麻药实际上可能对 NK 细胞具有积极作用。Forget 等人在围术期对关于 NK 活性的文献进行了系统的回顾,发现局麻药与阿片类药物等大多数其他麻醉药相反,他们实际上兴奋了 NK 细胞的活性(Forget 和 De Kock 2009)。

　　手术后立即有明显的免疫反应变化,免疫系统和应激反应可能在术后 3~4 天内受到影响(Christopherson 等,1993)。因此,这可能是最小残留病生长和转移的关键时期。因此,这个时期可能是对那些可能影响长期预后的特殊因素的关键窗口,包括对癌细胞的宿主免疫应答和转移的可能性。随着我们对局麻药对免疫调节和炎症的影响的越来越多的了解,我们把兴趣转移到人类研究和临床背景上来。Yardeni 等人,评估两组接受腹部手术的女性患者术前 20 分钟静脉注射利多卡因或安慰剂的疼痛强度和免疫反应性。所有患者均接受患者控制的硬膜外镇痛。在静脉注射利多卡因组中,不仅疼痛评分得到改善,而且促炎细胞因子 IL-1ra 和 IL-6 的产生显著降低。这项研究表明,静脉注射利多卡因减少了手术引起的免疫改变,可能影响癌症复发(Yardeni 等,2009)。同时,Hong 等人研究了接受腹腔镜下根治性子宫切除术治疗子宫颈癌的妇女,他们证明了与接受硬膜外但无预先给药的患者相比,接受利多卡因和吗啡预先给药的患者 IL-6 水平降低,并且 IL-2 早期正常化(Hong 和 Lim 2008)。当两种药物组合使用时,似乎静脉利多卡因的使用可以抵消吗啡的一些作用。

9.4.2　局部麻醉

　　已经显示使用硬膜外和周围神经阻滞会影响免疫调节和炎症的标志物。数据表明,硬膜外麻醉有可能完全阻滞脐下手术的交感神经反应,并使脐上的反应迟钝(Kehlet 1989;Magnusdottir 等,1999)。动物研究已经证明椎管内使用局麻药对炎症反应,NK 细胞和影响癌症复发的可能有一些积极作用。在大鼠模型中,Bar-Yosef 等人表明肺癌细胞充血后,在氟烷麻醉中加入脊椎麻醉药能减弱转移的进程(Bar-Yosef 等,2001)。在另一个啮齿动物模型中,向七氟烷麻醉中复合椎管内麻醉药显著减少了肝转移的数量。作者推测,这是由于局麻药对细胞因子的影响(Wada 等,2007)。

　　由于区域麻醉技术能够影响患者对手术的应激反应的可能性取得了令人鼓舞的成果,重点已转移到因为恶性肿瘤而接受手术的患者身上和与他们的癌症相关的转归上。研究已经通过各种机制,包括局部浸润,椎管内(硬膜外或脊椎)给药或通过外周方法(例如椎旁阻滞)检查了局部麻醉药的递送。schlagenhauff 等人整理了最早已发表的研究,引发了对麻醉方式是否影响癌症相关结果的重大兴趣(Schlagenhauff 等,2000)。该组回顾性地检查了 4000 多例全身麻醉或局部麻醉下进行黑素瘤切除的患者。接受全身麻醉患者的生存率下降,相对危险度为 1.46。Exadaktylos 等人对 129 名接受乳腺癌手术的妇女进行了另一项回顾性研究。麻醉方案包括使用吗啡的全身麻醉或全身麻醉伴使用局麻药的椎旁阻滞(Exadaktylos 等,2006)。作者发现,与接受全身麻醉但没有椎旁阻滞的患者相比,接受椎旁阻滞的患者的术后前 36 个月,有显著更高的无转移期(82% vs 77%的存活率)。在一项回顾性研究中,Biki 等调查了前列腺癌患者。他们证实了在 225 例接受根治性前列腺切除术的患者中,区域麻醉技术与前列腺癌较低的生化复发发生率是有关联的。两组患者均接受全身麻醉,但有一组接受了硬膜外镇痛,另一组术后使用阿片类药物。在 10 年的随访中,除了接受全身麻醉,还接受硬膜外的患者的相对危险度降低了 57%(Biki 等,2008)。尽管初步令人鼓舞的结果表明,接受辅助局麻药和区域技术的患者的复发减少和生存率得到改善,但一些研究也显示出令人沮丧的结果。检查前列腺癌恶性肿瘤复发的另外三项研究显示,接受全身麻醉的患者中,有或没有接受硬膜外,癌症复发没有显著差异。在随机对照试验的二次分析中,Tsui 等人没有发现接受硬膜外镇痛与全身麻醉的患者的生化指标差异(Tsui 等,2010)。然而,他们注意到硬膜外组,他们的临床无进展期得到改善(Wuethrich 等,2011)。此外,与传统的疼痛控制方式和其他疼痛控制方式相比,在对 1111 例前列腺手术的回顾性检查中,forget 等人无法证实使用硬膜外能改善预后。但作者指出,使用舒芬太尼(一种合成阿片类物质)与复发风险增加有关(Forget 等,2010)。值得注意的是,Myles 等人发表了一项随机对照试验的结果,在接受各种腹部手术的患者中,比较全身麻醉联合阿片类药物与全身麻醉联合硬膜外镇痛。尽管初期的转归不是癌症复发,但是在一群接受癌症手术的患者中,研究者没有发现硬膜外麻醉对癌症复发有任何好处(Myles 等,2011)。

　　其他有价值的回顾性分析比较了术中硬膜外麻醉和全身麻醉,其后发表了相互矛盾的结果(表 9.2)。总之,似乎使用硬膜外镇痛与全身麻醉联合可能会改善经受癌症手术的患者的预后。此外,局麻药似乎具有多种作用,这也可能导致癌症患者的预后改善。然而,由于缺乏现有结果的一致性,我们对于使用硬膜外镇痛的适应证远没有达成一致。希望未来,随机对照试验的结果将会使这个事件更加清晰。

表 9.2　临床研究比较不同麻醉方式和镇痛对癌症复发或转移的影响

作者	研究类型	肿瘤种类	麻醉药	结果
Seebacher et al.（1990）	回顾性	黑色素瘤	GA	结论不确定
Melchi et al.（1995）	回顾性	黑色素瘤	LA	支持 LA
Schlagenhauf et al.（1995）	回顾性	黑色素瘤	GA 安定止痛 vs LA	支持 LA
Exadaktylos et al.（2006）	回顾性	乳腺癌	GA LA	支持 PVA
Biki et al.（2008）	回顾性	前列腺癌	GA+PVA GA+PCA	支持 EA
Christopherson et al.（2008）	前瞻性	结肠癌	GA+EA GA+PCA	支持 EA[a]
Tsui et al.（2010）	回顾性	前列腺癌	GA+EA GA+IV［MSO4］	无区别
Forget et al.（2010）	回顾性	乳腺癌	舒芬太尼、氯胺酮、NSAIDs、可乐定	支持 NSAIDs
Lin et al.（2011）	回顾性	卵巢癌	GA+EA GA+IV［MSO4］	支持 EA
Gottschalk et al.（2010 b）	回顾性	结肠癌	GA+EA GA+IV 阿片类药物	支持 EA[b]
Fleischmann et al.（2009）	前瞻性	结肠癌	GA without NO_2 GA with NO_2	无区别
Ismail et al.（2010）	回顾性	子宫颈癌	GA Neuraxial	无区别
Myles et al.（2011）	前瞻性	各种腹部癌症	GA+EA GA+PCA［MSO4］	无区别

续表

作者	研究类型	肿瘤种类	麻醉药	结果
Oliveira et al.（2011）	回顾性	卵巢癌	GA+EA GA+EA［Post-op］ GA+PCA［MSO4］	支持 EA[c]
Gupta et al.（2011）	回顾性	结直肠癌	GA+EA GA+PCA［MSO4］	支持 EA[d]
Forget et al.（2011）	回顾性	前列腺癌	舒芬太尼、氯胺酮、NSAIDs、可乐定、EA	与 IV 阿片类药物合用风险增加
Lai et al.（2012）	回顾性	肝癌	GA EA	支持 GA

[a] EA 仅在肿瘤未发生转移的病人中占优势

[b] EA 仅在年龄大于 64 岁的病人中占优势

[c] EA 仅在术中进行此操作的病人中占优势

[d] EA 仅在直肠癌病人中占优势

LA，局部麻醉；EA，硬膜外麻醉；PVA，椎旁神经阻滞；GA，全身麻醉；NSAIDs，非甾体类抗炎药

9.4.3 非甾体抗炎药

非甾体类抗炎药（NSAIDs）可能直接通过抑制环加氧酶（COX1 和 2）和前列腺素合成或间接通过麻醉保护来促进肿瘤进展和转移中的作用效果。NSAIDs 可能在肿瘤进展和转移中起到重要的作用，它们要么通过直接抑制环氧合酶（COX1 和 2）和随后的前列腺素合成，要么间接的通过非麻醉效应。前列腺素在体内和体外都可能通过抑制细胞介导的免疫而影响免疫和炎症反应（Chambrier 等，1996；Elenkov 等，2000；Faist 等，1990）。众所周知，PGs，特别是 PGE2 具有血管生成特性。NSAIDs 可以阻止这种效果。在啮齿动物模型中，NSAIDs 显示有抗肿瘤和抗血管生成的特性。在一个实施接种肺肿瘤细胞的大鼠的动物研究中，作者证实当动物接受抗炎药吲哚美辛时，转移率降低了 50%。随着加入 β 阻滞剂纳多洛尔，这个降幅增加到 75%（Melamed 等，2005）。然而，似乎 COX2 酶的特异性抑制比 COX 酶的非特异性抑制更有利。Farooqui 等人证实 COX2 抑制的选择性作用（2007）。此外，在多种动物模型中发现 β- 阻断剂和 COX 2 抑制剂的联合应用，可以提高免疫能力并降低转

移的风险（Benish 等，2008；Glasner 等，2011）。在临床环境中，认为酮咯酸的使用与接受乳腺手术的患者的低复发率相关。但是，接受前列腺手术的患者没有这种现象（Forget 等，2010）。

　　总而言之，NSAIDs 在围术期的使用能潜在地减少肿瘤复发。此外，在动物模型中，在 NSAIDs 方案中添加一种 β- 阻滞剂似乎能提供更多的保护。

9.4.4　其他的镇痛方式

　　在围术期期间，几种镇痛方式和用药方案可以被用来作为吗啡和其他阿片类药物的替代选择。这些方式大多数都将有助于减少手术时吗啡和阿片类药物的用量。这些策略包括使用 α2 肾上腺素受体激动剂，如可乐定和右美托咪定。这些药物的节阿片类效应已经被确定了。可乐定最常用于增强局部麻醉的持续时间。它的静脉使用会导致一些副作用，如低血压和严重的心动过缓。另一方面，右美托咪定由于它可以滴定使用，具有镇静作用和节阿片效应，它成为术中使用的一种选择。尽管如此，但 α2 激动剂可能有促进肿瘤的作用（Bruzzone 等，2008）。另一个有吸引力的选择是使用神经性药物，如加巴喷丁或普瑞巴林。这些药物属于抗惊厥药物家族，主要用于慢性疼痛控制，现在被提倡在围术期使用，来使术中术后阿片类药物的使用降到最低（Bornemann-Cimenti 等，2012）。最后，β 阻滞剂在围术期的应用也被认为能减少阿片类药物的使用，并且在动物研究中，能限制肿瘤潴留，在联合使用前列腺素生成抑制剂时，也能限制转移（Melamed 等，2005）。

9.5　结论

　　除手术，化疗，放射治疗，激素治疗，免疫治疗和其他癌症治疗方式外，围术期的某些干预措施也可能对癌症手术患者的长期预后产生潜在影响，延长患者的无病期和总生存期。尽管从细胞培养实验，动物实验研究和回顾性临床评估中积累了丰富的证据，但不幸的是，我们还远远不足以对这些患者的麻醉管理提出建议。与其他类型的疼痛管理相比，这种硬膜外镇痛，局部麻醉和非甾体抗炎药物的介入是否具有某种程度的保护，在很大程度上是已经得到确定的。这可能与肿瘤类型，部位，手术时入侵程度等多种因素有关。显然，在绝对的建议被制定之前，随机前瞻性实验（1 级）是需要的。

（万欣欣　译　夏　明　校）

参考文献

Afsharimani B, Cabot PJ, Parat MO (2011) Morphine use in cancer surgery. Front Pharmacol 2:46

Amato A, Pescatori M (2006) Perioperative blood transfusions for the recurrence of colorectal cancer. Cochrane Database Syst Rev 1:CD005033. doi:10.1007/BF02235262

Anderson SK (2005) Biology of natural killer cells: what is the relationship between natural killer cells and cancer? Will an increased number and/or function of natural killer cells result in lower cancer incidence? J Nutr 135(12):2910S

Azuma Y, Shinohara M et al (2000) Comparison of inhibitory effects of local anesthetics on immune functions of neutrophils. Int J Immunopharmacol 22(10):789–796

Bar-Yosef S, Melamed R, Page GG et al (2001) Attenuation of the tumor-promoting effect of surgery by spinal blockade in rats. Anesthesiology 94:1066–1073

Beilin B, Martin FC, Shavit Y et al (1989) Suppression of natural killer cell activity by high-dose narcotic anesthesia in rats. Brain Behav Immun 3:129–137

Beilin B, Shavit Y, Hart J et al (1996) Effects of anesthesia based on large versus small doses of fentanyl on natural killer cell cytotoxicity in the perioperative period. Anesth Analg 82:492–497

Ben-Eliyahu S (2003) The promotion of tumor metastasis by surgery and stress: immunological basis and implications for psychoneuroimmunology. Brain Behav Immun 17(Suppl 1):S27–S36

Ben-Eliyahu S, Shakhar G, Rosenne E et al (1999) Hypothermia in barbiturate-anesthetized rats suppresses natural killer cell activity and compromises resistance to tumor metastasis: a role for adrenergic mechanisms. Anesthesiology 91:732–740

Benish M, Bartal I, Goldfarb Y et al (2008) Perioperative use of beta-blockers and COX-2 inhibitors may improve immune competence and reduce the risk of tumor metastasis. Ann Surg Oncol 15:2042–2052

Biki B, Mascha E, Moriarty DC et al (2008) Anesthetic technique for radical prostatectomy surgery affects cancer recurrence: a retrospective analysis. Anesthesiology 109:180–187

Bone RC (1996) Immunologic dissonance: a continuing evolution in our understanding of the systemic inflammatory response syndrome (SIRS) and the multiple organ dysfunction syndrome (MODS). Ann Intern Med 125:680–687

Bornemann-Cimenti H, Lederer AJ, Wejbora M et al (2012) Preoperative pregabalin administration significantly reduces postoperative opioid consumption and mechanical hyperalgesia after transperitoneal nephrectomy. Br J Anaesth 108:845–849

Brittenden J, Heys SD, Ross J, Eremin O et al (1996) Natural killer cells and cancer. Cancer 77:1226–1243

Bruzzone A, Pinero CP, Castillo LF et al (2008) Alpha2-adrenoceptor action on cell proliferation and mammary tumour growth in mice. Br J Pharmacol 155:494–504

Cadet P, Mantione KJ, Stefano GB (2003) Molecular identification and functional expression of mu 3, a novel alternatively spliced variant of the human mu opiate receptor gene. J Immunol 170:5118–5123

Cassuto J, Sinclair R, Bondorevic M et al (2006) Anti-inflammatory properties of local anesthetics and their present and potential clinical implications. Acta Anaesthesiol Scand 50(3):265–282

Chambrier C, Chassard D, Bienvenu J et al (1996) Cytokine and hormonal changes after cholecystectomy: effect of ibuprofen pretreatment. Ann Surg 224:178–182

Christopherson R, Beattie C, Frank SM et al (1993) Perioperative morbidity in patients randomized to epidural or general anesthesia for lower extremity vascular surgery. Perioperative Ischemia

Randomized Anesthesia Trial Study Group. Anesthesiology 79:422–434

Christopherson R, James KE, Tableman M et al (2008) Long-term survival after colon cancer surgery: a variation associated with choice of anesthesia. Anesth Analg 107:325–332

Coderre TJ, Katz J, Vaccarino AL, Melzack R et al (1993) Contribution of central neuroplasticity to pathological pain: review of clinical and experimental evidence. Pain 52:259–285

Delogu G, Moretti S, Antonucci A et al (2004) Apoptogenic effect of fentanyl on freshly isolated peripheral blood lymphocytes. J Trauma 57:75–81

Demicheli R, Miceli R, Moliterni A et al (2005) Breast cancer recurrence dynamics following adjuvant CMF is consistent with tumor dormancy and mastectomy-driven acceleration of the metastatic process. Ann Oncol 16:1449–1457

Dunn GP, Old LJ, Schreiber RD (2004) The immunobiology of cancer immunosurveillance and immunoediting. Immunity 21:137–148

Elenkov IJ, Wilder RL, Chrousos GP, Vizi ES et al (2000) The sympathetic nerve – an integrative interface between two supersystems: the brain and the immune system. Pharmacol Rev 52:595–638

Exadaktylos AK, Buggy DJ, Moriarty DC et al (2006) Can anesthetic technique for primary breast cancer surgery affect recurrence or metastasis? Anesthesiology 105:660–664

Faist E, Ertel W, Cohnert T et al (1990) Immunoprotective effects of cyclooxygenase inhibition in patients with major surgical trauma. J Trauma 30:8–17

Faist E, Schinkel C, Zimmer S et al (1996) Update on the mechanisms of immune suppression of injury and immune modulation. World J Surg 20:454–459

Farooqui M, Li Y, Rogers T et al (2007) COX-2 inhibitor celecoxib prevents chronic morphine-induced promotion of angiogenesis, tumour growth, metastasis and mortality, without compromising analgesia. Br J Cancer 97:1523–1531

Fleischmann E, Marschalek C, Schlemitz K et al (2009) Nitrous oxide may not increase the risk of cancer recurrence after colorectal surgery: a follow-up of a randomized controlled trial. BMC Anesthesiol 9:1

Forget P, De Kock M (2009) Could anaesthesia, analgesia and sympathetic modulation affect neoplasic recurrence after surgery? A systematic review centred over the modulation of natural killer cells activity. Ann Fr Anesth Reanim 28:751–768

Forget P, Vendenhende J, Berliere M et al (2010) Do intraoperative analgesics influence breast cancer recurrence after mastectomy? A retrospective analysis. Anesth Analg 110:1630–1635

Forget P, Tombal B, Scholtes JL et al (2011) Do intraoperative analgesics influence oncological outcomes after radical prostatectomy for prostate cancer? Eur J Anaesthesiol 28:830–835

Fuggetta MP, Di Francesco P, Falchetti R et al (2005) Effect of morphine on cell-mediated immune responses of human lymphocytes against allogeneic malignant cells. J Exp Clin Cancer Res 24:255–263

Glasner A, Avraham R, Rosenne E et al (2011) Improving survival rates in two models of spontaneous postoperative metastasis in mice by combined administration of a beta-adrenergic antagonist and a cyclooxygenase-2 inhibitor. J Immunol 184:2449–2457

Goldfarb Y, Ben-Eliyahu S (2006) Surgery as a risk factor for breast cancer recurrence and metastasis: mediating mechanisms and clinical prophylactic approaches. Breast Dis 26:99–114

Gottschalk A, Ford JG, Reglin CC et al (2010a) Association between epidural analgesia and cancer recurrence after colorectal cancer surgery. Anesthesiology 113:27–34

Gottschalk A, Sharma S, Ford JG et al (2010b) Review article: the role of the perioperative period in recurrence after cancer surgery. Anesth Analg 110:1636–1643

Gupta K, Kshirsagar S, Chang L et al (2002) Morphine stimulates angiogenesis by activating proangiogenic and survival-promoting signaling and promotes breast tumor growth. Cancer Res 62:4491–4498

Gupta A, Bjornsson A, Fredriksson M et al (2011) Reduction in mortality after epidural anaesthesia and analgesia in patients undergoing rectal but not colonic cancer surgery: a retrospective analysis of data from 655 patients in central Sweden. Br J Anaesth 107:164–170

Hanahan D, Weinberg RA (2000) The hallmarks of cancer. Cell 100:57–70

Hengartner MO (2000) The biochemistry of apoptosis. Nature 407:770–776

Hollmann MW, Gross A, Jelacin A, Durieux ME (2001) Local anesthetic effects on priming and activation of human neutrophils. Anesthesiology 95:113–122

Hong JY, Lim KT (2008) Effect of preemptive epidural analgesia on cytokine response and postoperative pain in laparoscopic radical hysterectomy for cervical cancer. Reg Anesth Pain Med 33:44–51

Iglesias M, Segura MF, Comella JX, Olmos G (2003) Mu-opioid receptor activation prevents apoptosis following serum withdrawal in differentiated SH-SY5Y cells and cortical neurons via phosphatidylinositol 3-kinase. Neuropharmacology 44:482–492

Ismail H, Ho KM, Narayan K, Kondalsamy-Chennakesavan S (2010) Effect of neuraxial anaesthesia on tumour progression in cervical cancer patients treated with brachytherapy: a retrospective cohort study. Br J Anaesth 105:145–149

Keh D, Boehnke T, Weber-Cartens S et al (2003) Immunologic and hemodynamic effects of "low-dose" hydrocortisone in septic shock: a double-blind, randomized, placebo-controlled, crossover study. Am J Respir Crit Care Med 167:512–520

Kehlet H (1989) The stress response to surgery: release mechanisms and the modifying effect of pain relief. Acta Chir Scand Suppl 550:22–28

Kelly G, Strasser A (2011) The essential role of evasion from cell death in cancer. Adv Cancer Res 111:39–96

Koodie L, Ramakrishnan S, Roy S (2010) Morphine suppresses tumor angiogenesis through a HIF-1alpha/p38MAPK pathway. Am J Pathol 177:984–997

Kundu JK, Surh YJ (2008) Inflammation: gearing the journey to cancer. Mutat Res 659:15–30

Kurosawa S, Kato M (2008) Anesthetics, immune cells, and immune responses. J Anesth 22:263–277

Lai R, Peng Z, Chen D et al (2012) The effects of anesthetic technique on cancer recurrence in percutaneous radiofrequency ablation of small hepatocellular carcinoma. Anesth-Analg 114:290–296

Landen CN, Lin YG, Amaiz Pena GN et al (2007) Neuroendocrine modulation of signal transducer and activator of transcription-3 in ovarian cancer. Cancer Res 67:10389–10396

Leo S, Nuydens R, Meert TF (2009) Opioid-induced proliferation of vascular endothelial cells. J Pain Res 2:59–66

Lewis JW, Shavit Y, Terman GW et al (1983) Apparent involvement of opioid peptides in stress-induced enhancement of tumor growth. Peptides 4:635–638

Lin X, Wang YJ, Li Q et al (2009) Chronic high-dose morphine treatment promotes SH-SY5Y cell apoptosis via c-Jun N-terminal kinase-mediated activation of mitochondria-dependent pathway. FEBS J 276:2022–2036

Lin L, Liu C, Tan H et al (2011) Anaesthetic technique may affect the prognosis for ovarian serous adenocarcinoma: a retrospective analysis. Br J Anaesth 108:814–822

Lutgendorf SK, Cole S, Costanzo E et al (2003) Stress-related mediators stimulate vascular endothelial growth factor secretion by two ovarian cancer cell lines. Clin Cancer Res 9:4514–4521

MacGregor RR, Thorner RE, Wright DM (1980) Lidocaine inhibits granulocyte adherence and prevents granulocyte delivery to inflammatory sites. Blood 56:203–209

Magnusdottir H, Kirno K, Ricksten SE, Elam M (1999) High thoracic epidural anesthesia does not inhibit sympathetic nerve activity in the lower extremities. Anesthesiology 91:1299–1304

Marx J (2008) Cancer biology. All in the stroma: cancer's Cosa Nostra. Science 320:38–41

Masur K, Niggemann B, Zanker KS, Entschladen F (2001) Norepinephrine-induced migration of SW 480 colon carcinoma cells is inhibited by beta-blockers. Cancer Res 61(7):2866–2869

McMillan DC, Wotherspoon HA, Fearon KC et al (1995) A prospective study of tumor recurrence and the acute-phase response after apparently curative colorectal cancer surgery. Am J Surg 170:319–322

Melamed R, Rosenne E, Shakhar K et al (2005) Marginating pulmonary-NK activity and resistance to experimental tumor metastasis: suppression by surgery and the prophylactic use of a beta-adrenergic antagonist and a prostaglandin synthesis inhibitor. Brain Behav Immun 19:114–126

Melchi CF, Mele A, Baliva G et al (1995) Prognostic value of anesthesia type for patients treated for cutaneous melanoma. Dermatol Surg 21:786–788

Mellon RD, Bayer BM (1998) Role of central opioid receptor subtypes in morphine-induced alterations in peripheral lymphocyte activity. Brain Res 789:56–67

Mikawa K, Akamarsu H, Nishina K et al (2003) Effects of ropivacaine on human neutrophil function: comparison with bupivacaine and lidocaine. Eur J Anaesthesiol 20:104–110

Moss J, Rosow CE (2008) Development of peripheral opioid antagonists' new insights into opioid effects. Mayo Clin Proc 83:1116–1130

Myles PS, Peyton P, Silbert B et al (2011) Perioperative epidural analgesia for major abdominal surgery for cancer and recurrence-free survival: randomised trial. BMJ 342:d1491

Oliveira GS, Ahmad S, Schink J et al (2011) Intraoperative neuraxial anesthesia but not postoperative neuraxial analgesia is associated with increased relapse-free survival in ovarian cancer patients after primary cytoreductive surgery. Reg Anesth Pain Med 36:271–277

Page GG (2005) Surgery-induced immunosuppression and postoperative pain management. AACN Clin Issues 16:302–309 (quiz 416–418)

Pasi A, Qu BX, Steiner R (1991) Angiogenesis: modulation with opioids. Gen Pharmacol 22:1077–1079

Pera M, Nelson H, Rajkumar SV et al (2003) Influence of postoperative acute-phase response on angiogenesis and tumor growth: open vs. laparoscopic-assisted surgery in mice. J Gastrointest Surg 7:783–790

Raven R (1990) The theory and practice of oncology: historical evolution and present principles. Parthenon Publishing Group, Park Ridge

Reiche EMV, Nunes SO, Morimoto HK (2004) Stress, depression, the immune system, and cancer. Lancet Oncol 5:617–625

Rosenberg SA, Lotze MT, Yang JC et al (1993) Prospective randomized trial of high-dose interleukin-2 alone or in conjunction with lymphokine-activated killer cells for the treatment of patients with advanced cancer. J Natl Cancer Inst 85:622–632

Sacerdote P (2008) Opioid-induced immunosuppression. Curr Opin Support Palliat Care 2:14–18

Sacerdote P, Manfredi B, Bianchi M et al (1994) Intermitent but not continuous inescapable footshock stress affects immune response and immunocyte beta-endorphin concentration in the rats. Brain Behav Immun 8:251–260

Sacerdote P, Bianchi M, Gaspani L et al (2000) The effects of tramadol and morphine on immune responses and pain after surgery in cancer patients. Anesth Analg 90:1411–1414

Salo M (1996) Cytokines and attenuation of response to surgery. Acta Anaesthesiol Scan 40(2):141–142

Schlagenhauff B, Ellwanger U, Breuninger H, et al (2000) Prognostic impact of the type of anesthesia used during the excision of primary cutaneous melanoma. Melanoma Res 10(2):165–169

Schmidt W, Schmidt H, Bauer H et al (1997) Influence of lidocaine on endotoxin-induced leukocyte-endothelial cell adhesion and macromolecular leakage in vivo. Anesthesiology 87(3):617–624

Seebacher C, Heubaum F, Kuster P et al (1990) Comparative analysis of narcosis and local anesthesia in surgery of malignant melanoma of skin. Hautarzt 41:137–141

Shavit Y, Martin FC, Yirmiya R et al (1987) Effects of single administration of morphine or footshock stress on natural killer cell cytotoxicity. Brain Behav Immun 1:318–328

Sinclair R, Eriksson AS, Gretzer C et al (1993) Inhibitory effects of amide local anaesthetics on stimulus-induced human leukocyte metabolic activation, LTB4 release and IL-1 secretion in vitro. Acta Anaesthesiol Scand 37:159–165

Snyder GL, Greenberg S (2010) Effect of anaesthetic technique and other perioperative factors on cancer recurrence. Br J Anaesth 105:106–115

Stein C, Rosow CE (2004) Analgesics: receptor ligands and opiate narcotics. In: Evers AS, Maze M (eds) Anesthetic pharmacology: physiologic principles and clinical practice. Churchill Livingstone, Philadelphia

Sueoka E, Sueoka N, Kai Y et al (1998) Anticancer activity of morphine and its synthetic derivative, KT-90, mediated through apoptosis and inhibition of NF-kappaB activation. Biochem Biophys Res Commun 252:566–570

Tegeder I, Grosch S, Schmidtko A et al (2003) G protein-independent G1 cell cycle block and apoptosis with morphine in adenocarcinoma cells: involvement of p53 phosphorylation. Cancer Res 63(8):1846–1852

Thaker PH, Han LY, Kamat AA et al (2006) Chronic stress promotes tumor growth and angiogenesis in a mouse model of ovarian carcinoma. Nat Med 12:939–944

Tsui BC, Rashiq S, Schoplfocher D et al (2010) Epidural anesthesia and cancer recurrence rates after radical prostatectomy. Can J Anaesth 57:107–112

Vallejo R, de Leon-Casasola O, Ramsun B (2004) Opioid therapy and immunosuppression: a review. Am J Ther 11:54–65

Wada H, Seki S, Takahashi T et al (2007) Combined spinal and general anesthesia attenuates liver metastasis by preserving TH1/TH2 cytokine balance. Anesthesiology 106:499–506

Welters I, Menzebach A, Goumon Y et al (2000) Morphine inhibits NF-kappaB nuclear binding in human neutrophils and monocytes by a nitric oxide-dependent mechanism. Anesthesiology 92:1677–1684

Wuethrich PY, Hsu Schmitz SF, Kessler TM et al (2011) Potential influence of the anesthetic technique used during open radical prostatectomy on prostate cancer-related outcome: a retrospective study. Anesthesiology 113:570–576

Yamashita JI, Kurusu Y, Fujino N et al (2000) Detection of circulating tumor cells in patients with non-small cell lung cancer undergoing lobectomy by video-assisted thoracic surgery: a potential hazard for intraoperative hematogenous tumor cell dissemination. J Thorac Cardiovasc Surg 119:899–905

Yanagi H, Sankawa H, Saito H, Likura Y (1996) Effect of lidocaine on histamine release and Ca2+ mobilization from mast cells and basophils. Acta Anaesthesiol Scand 40:1138–1144

Yang EV, Sood AK, Chen M et al (2006) Norepinephrine up-regulates the expression of vascular endothelial growth factor, matrix metalloproteinase (MMP)-2, and MMP-9 in nasopharyngeal carcinoma tumor cells. Cancer Res 66:10357–10364

Yardeni IZ, Beilin B, Mayburd E et al (2009) The effect of perioperative intravenous lidocaine on postoperative pain and immune function. Anesth Analg 109:1464–1469

Yeager MP, Colacchio TA, Yu CT et al (1995) Morphine inhibits spontaneous and cytokine-enhanced natural killer cell cytotoxicity in volunteers. Anesthesiology 83:500–508

Yeager MP, Procopio MA, DeLeo JA et al (2002) Intravenous fentanyl increases natural killer cell cytotoxicity and circulating CD16 (+) lymphocytes in humans. Anesth Analg 94:94–99

Yin D, Mufson RA, Wang R, Shi Y (1999) Fas-mediated cell death promoted by opioids. Nature 397:218

Yoshida AS, Tokuyama S, Iwamura T, Ueda H (2000) Opioid analgesic-induced apoptosis and caspase-independent cell death in human lung carcinoma A549 cells. Int J Mol Med 6:329–335